U0297578

·大国医用药心法丛书·

李中梓

用补法

李成文 刘桂荣◎总主编

李成文 张 挺◎主编

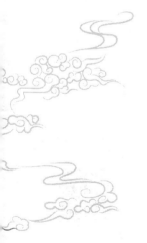

中国健康传媒集团
中国医药科技出版社

内容提要

　　李中梓是明代著名中医学家，临证常从本虚论治虚损。本书在全面系统研究李中梓著作的基础上，对散见于不同著作中有关虚证的论述进行了认真梳理，系统总结了李中梓关于虚损基础理论、虚损临床表现、虚损治疗大法、虚损证治经验及补虚方药，并辑录其从虚论治医案。本书对研究李中梓辨治虚损临证思路与用药特色具有重要的参考价值，可供中医临床工作者、中医院校学生以及中医爱好者学习参考。

图书在版编目（CIP）数据

　　李中梓用补法/李成文，张挺主编．—北京：中国医药科技出版社，2022.5

　　（大国医用药心法丛书）

　　ISBN 978 - 7 - 5214 - 3096 - 7

　　Ⅰ.①李…　Ⅱ.①李…②张…　Ⅲ.①补法　Ⅳ.①R243

　　中国版本图书馆 CIP 数据核字（2022）第 039878 号

美术编辑　陈君杞
版式设计　友全图文

出版　**中国健康传媒集团** | 中国医药科技出版社
地址　北京市海淀区文慧园北路甲 22 号
邮编　100082
电话　发行：010 - 62227427　邮购：010 - 62236938
网址　www.cmstp.com
规格　880×1230mm $\frac{1}{32}$
印张　6 $\frac{3}{8}$
字数　170 千字
版次　2022 年 5 月第 1 版
印次　2022 年 5 月第 1 次印刷
印刷　三河市万龙印装有限公司
经销　全国各地新华书店
书号　ISBN 978 - 7 - 5214 - 3096 - 7
定价　**29.00 元**

版权所有　盗版必究

举报电话：010 - 62228771

本社图书如存在印装质量问题请与本社联系调换

获取新书信息、投稿、为图书纠错，请扫码联系我们。

《大国医用药心法丛书》

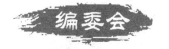
编委会

总主编　李成文　刘桂荣
编　委　（按姓氏笔画排序）
　　　　李　萍　李成年　杨云松
　　　　谷建军　胡方林　胡素敏
　　　　戴　铭

《李中梓用补法》

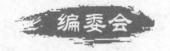
编委会

主　编　李成文　张　挺

副主编　刘　茜　刘雅芳　段冰丽

编　委　（按姓氏笔画排序）

　　　　刘　茜　刘雅芳　李成文

　　　　张　挺　范　莲　范楚晨

　　　　段冰丽

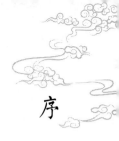

序

　　中医药是中华民族优秀文化的瑰宝，千年来赓续不绝，不断发扬光大，一直护佑着中国人民的健康，庇佑中华民族生生不息，并在世界范围内产生着越来越大的影响力和吸引力。中医药在数千年的发展中，涌现出众多的医家。正是这一代代苍生大医，使得中医药学世代传承，汇成了川流不息的文化长河，为中华民族的繁衍和百姓的健康提供了保障，功不可没。历史长河中的名家圣手，穷尽一生的努力，留下了毕生心血实践的理论及光辉的著作，不仅是中华民族更是全人类的宝贵财富。以四大经典为代表的典籍为中医理论体系奠定了基础，历代医家不断研究和阐发，使之不断充实、提高、发展。他们以继承不泥古、发扬不离宗的精神繁荣着中医学。当前，中医药发展虽然面临"天时、地利、人和"的大好局面，但我们对于中医理论的系统学习和创新研究还很迟缓，远未满足中医药事业发展的需要，以及社会进步和人民群众的需求。如何按照中医药自身发展的规律来加快理论创新，促进学术进步，是我们这一代中医学者面临的艰巨任务。历代前贤已经积累了丰富而实用的学术理论和实践经验，并形成了独到的临床诊疗技艺，但却还没有得到很好的传承，继承不足，创新也就缺乏动力，制约着中医药事业的持续健康发展。

　　幸运的是，我们党和政府高度重视中医药工作，特别是党的十八大以来，以习近平同志为核心的党中央把中医药工作摆在更加突出的位置，出台了一系列推进中医药事业发展的重要政策和措施，中医药改革发展取得显著成绩。在抗击新冠肺炎疫情过程中，中医药的应用取得了令人信服的成效，中医药方案具有独特性、可及性、社会性、安全性、经济性、多样性六大优势，获得了社会各界的普遍认可。古老的中医药历久弥新，正在被越来越多的人所接受。

《"健康中国 2030"规划纲要》提出，实施中医药传承创新工程，重视中医药经典医籍研读及挖掘，全面系统继承历代各家学术理论、流派及学说，不断弘扬当代名老中医药专家学术思想和临床诊疗经验，挖掘民间诊疗技术和方药，推进中医药文化传承与发展。这也是本丛书策划出版的初心和宗旨。

本丛书精选了自金元时期至清代共 10 位杰出医家，系统整理了他们独特的方药应用和临证经验。这些医家皆为应用方药具有代表性或学术特色突出的医家，论治疾病经验丰富，常于平淡之中见神奇，论述平实且切合临床实际；其所记录医案众多而真实，其治法方药均可师可法，治疗思路颇具启发性。

本次整理研究，是在反复阅读原著、把握全局的基础上，对医家的学术经验进行了全面探讨，尽量反映其临证思维方法，还原其用药思路、方法和规律，全书收罗广博、条分缕析，详略适中，有利于读者掌握医家应用方药的原理及临床运用规律，以适应当前临床实际的需要。

丛书内容完全出自医家原著，最大限度地反映医家本人的经验论述，不添加任何现代人的观点和评价，希望读者读来能有原汁原味、酣畅淋漓的感觉。另外，凡入药成分涉及国家禁猎和保护动物的（如犀角、虎骨等），为保持古籍原貌，原则上不改。但在临床运用时，应使用相关替代品。

本丛书的参编涉及全国多所高等中医院校及医疗机构的多位专家、学者。全体作者历时 5 年，怀着对中医药事业的赤子之心，在中医药传承道路上，默默奉献，以实际行动切实履行了"继承好、发展好、利用好"中医药学术的重大使命。

希望丛书能成为中医药院校在校学生和中医、中西医结合医生的良师益友；成为医疗、教学、科研机构及各图书馆的永久珍藏。

由于种种原因，丛书难免有疏漏之处，敬请读者不吝批评指正，以利于本书修订和完善。

在此衷心感谢中国医药科技出版社的大力支持！

丛书编委会

2021 年 9 月

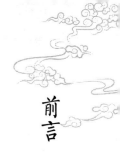

　　李中梓（1588～1655 年），字士材，号念莪，又号尽凡居士，明末清初松江华亭（今上海市）人，著名医学家。李氏幼习举子业，早年身体多病，父母、妻兄及两子被庸医药误而亡，加之乡试不中而绝意仕途，究心医书，精研岐黄之术。手辑张、刘、李、朱四大家所著，考证诸家学术思想，得其精要，提出"养阳在滋阴之上"。正如《诊家正眼·自序》所说："余用究心于今古脉书，详为征考者四十余载，见地颇定，汇成是帙。"《江南通志》也称其"少博学，习岐黄术，凡奇证遇无不立愈。"李氏还重视中医教育，培养了大批人才，其门人有沈朗仲、马元仪、董廪、秦卿胤等 35 人之多，马元仪又将其学再传于尤在泾。还有侄子李果瑛、李延昰，侄孙李廷芳等也从其学。

　　李氏治学主张兼通众家之长，不偏不倚，重视学术交流，善于著书立说，常与王肯堂、施笠泽、秦昌遇等切磋岐黄之术。李中梓代表著作是《内经知要》《医宗必读》，另有《伤寒括要》《颐生微论》《诊家正眼》《病机沙篆》《本草通玄》《雷公炮炙药性解》《里中医案》等，后人将《诊家正眼》《病机沙篆》《本草通玄》合编为《士材三书》，流行较广。现有《李中梓医学全书》合订本。

　　李氏临证常从本虚论治虚损，尤其是对虚实夹杂、正虚为主的疑难病证，颇有心得。临证辨析虚实，区分寒热真假，补攻先后有序，朝服补中益气，夕进六八补肾温阳，或补中益气、六八并施治，或参汤冲服六八味，或理中姜附脾肾并补。特别是用补中益气汤、六味地黄丸、十全大补汤，坚持善后长期调理，对于巩固临床疗效，具有重要的指导价值。

一、 阐发先后天根本论

"肾为先天之本，脾为后天之本"之说，虽然早已孕育，但未明确论述，故有"补脾不如补肾"及"补肾不如补脾"之争。李氏根据《内经》治病求本之说，综合各家之长，系统地阐发了肾为先天之本、脾为后天之本的理论意义及其对临床的指导价值。

1. 肾为先天之本

李氏认为肾藏精、主骨、生髓，肾气禀赋于父母先天之精气，是"人资之以为始者"，由于肾在生命形成及胚胎发育过程中具有重要作用，因此肾具有先天之本功能。并分析说："盖未有此身，先有两肾，故肾为脏腑之本，十二脉之根，呼吸之本，三焦之源，而人资之以为始者也，故曰先天之本在肾。"肾何以先于其他脏腑而存在，他形象地解说："盖婴儿未成，先结胞胎，其象中空，一茎透起，形如莲蕊，一茎即脐带，莲蕊即两肾也，而命寓焉。"不仅如此，肾形成后，奠定了其他脏腑形成的基础，"水生木而后肝成，木生火而后心成，火生土而后脾成，土生金而后肺成，五脏既成，六腑随之。"（《医宗必读·肾为先天本脾为后天本论》）

2. 脾为后天之本

婴儿出生以后，有赖脾胃所运化的水谷精微与气血以濡养五脏六腑及全身，因而脾为万物之母。更为现实的情况是，"盖婴儿既生，一日不再食则饥，七日不食则肠胃涸绝而死。经云：安谷则昌，绝谷则亡。犹兵家之饷道也，饷道一绝，万众立散。胃气一败，百药难施。一有此身，必资谷气，谷入于胃，洒陈于六腑而气至，和调于五脏而血生，而人资之以为生者也，故曰后天之本在脾。"（《医宗必读·肾为先天本脾为后天本论》）

3. 脾肾相互为用

李氏认为脾肾之间的关系十分密切，并论述说："脾肾者，水为万物之元，土为万物之母，二脏安和，一身皆治，百疾不生。"脾生血，肾藏精，二者有"相赞之功能"，先天济后天，后天助先天，而"为生人之根本"。因此他指出："夫脾具土德，脾安则土为金母，金实水源，且土不凌水，水安其位，故脾安则肾愈安也。"即肾精必须靠脾阳化生水谷精微不断充养才能充盛。又说："肾兼水火，肾安则水不挟肝上泛而凌土湿，火能益土运行而化精微，故肾安则脾愈安也。"即脾阳要靠肾阳的温养才能发挥其运化作用。

4. 先后天分治

先后天毕竟有不同之功，故对脾肾的治疗，李氏谓："治先天根本，则有水火之分，水不足者用六味丸，壮水之源以制阳光；火不足者用八味丸，益火之主，以消阴翳。治后天根本，则有饮食劳倦之分，饮食伤者，枳术丸主之；劳倦伤者，补中益气主之。"

5. 脾肾同治

脾为后天之本，肾为先天之本。李氏不偏不倚，力倡脾肾并重之论，脾肾同治，先天济后天，后天助先天。

（1）脾肾同补：用于脾肾俱虚之证。常用补中益气、四君、六君、归脾等方补脾，用六味、八味、大补阴、左归、右归等方补肾；或一日之中，朝服补中益气汤以培补元气，夕进六味丸、八味丸以滋肾中水火。体现了理脾不拘于辛燥升提，治肾不拘于滋腻呆滞，随证化裁，灵活变通，着重于治本的特点。

（2）补肾兼脾：用于肾虚为主兼有脾虚者。以六味丸补肾为主，再加补脾之药。因为"补肾之中，不脱扶脾……气药有生血之功，血药无益气之理也"。李氏指出："虚者必补以人参之甘温，阳生阴长之理也。"并告诫说，用甘寒补肾，恐其减食而不利于脾，应佐以砂仁、沉香等。

（3）补脾兼肾：用于脾虚为主兼有肾虚者。常用四君子汤、归脾汤、补中益气汤为主，配伍附、桂等温补肾阳助脾健运，"以复肾中之阳，以救脾家之母"，"益火以助其转运"。

二、 重视补气补阳

1. 补气重于补血

李氏认为，人身之阴阳、水火、气血三位一体，异称而同理，水火即阴阳，即气血也。气血之中，认为气最为重要，气虚影响生血而血少，气虚无以温煦而血凝，气虚无力行血而瘀阻，气虚不能统摄而血溢。故气血俱虚时应先补气后补血，或于补血药中配以益气之品，因为"气药有生血之功，血药无益气之理也"，即"气血俱要，而补气在补血之先"。

2. 养阳重于滋阴

阴阳燮理是万物变化的根本，阴阳交合，万物化生，阴阳分离，则万物息也。故李氏说："万物之生杀，莫不以阴阳为本始也。"天有四时，春生夏长，秋收冬藏，长夏居中，为四时升降浮沉之枢纽。而人以脾胃为枢纽，升则上输于心肺，降则下归于肝肾。阴阳协调，则精足而神全。如阴阳一方偏盛或偏衰，将破坏正常的平衡而波及五脏六腑、表里内外、四肢九窍，影响机体整个气化功能而发生种种病理变化。在阴阳互为生化的过程中，李氏认为阳是起主要作用的，故在阴阳并补时应当以补阳为主，即"阴阳并需，而养阳在滋阴之上。是非昂火而抑水，不如是不得其平也"。

三、 应用膏方特色

李氏临证喜用膏方，在《删补颐生微论》中专门介绍应用膏方的目的与意义："虚则重补其脂膏……既取其便于频，又取其润也。"用地黄膏、琼玉膏、人参固本膏、参术膏、龟鹿二仙胶等治疗肺脾肾肝虚损，常用地黄、枸杞子、麦门冬、人参、白术、蜂蜜、鹿角、龟甲。并告诫中气不足及阴虚者，不宜用苦寒直泄之药，以免损伤肺脾。

1. 补益脾胃

李氏用参术膏（人参、白术、薏苡仁、莲子、黄芪、茯苓、神曲、泽泻、炙甘草）壮仓廪之官，治疗脾胃亏损，或胀或泻。方中白术为君，味苦甘以缓脾；"人参甘温补气，是以为臣。气不足者，肉分不充，故佐以黄芪；土虚则不能生金，故佐以薏苡仁；虚则补其母，故佐以莲子；土恶湿，虚则水寡于畏，故佐以茯苓、泽泻；土虚则不善散精输肺，故佐以神曲"；甘草为使，和诸药之性而无忤。而白术膏（白术、蜜）补胃健脾，和中进食。因"太阴主生化之源，其性喜燥，其味喜甘，其气喜温，白术备此三者，故为中宫要药。配以白蜜，和其燥也，且甘味重则归脾速"（《删补颐生微论·医方论第二十二》）。

2. 补益肺肾

人参固本膏（人参、天门冬、麦门冬、生地黄、熟地黄）治肾虚肺热，喘嗽烦渴。方"取二地以补肾为君，精不足者，补之以味也。取二冬以保肺为臣，虚则补其母也。火刑金而肺气衰，非人参莫可救援，东垣所谓无阳则阴无以生也。倘泥肺热伤肺之说，则孤阴不长，不几于坐而待毙耶"。

3. 补肾益气

龟鹿二仙胶（鹿角、龟甲、枸杞子、人参、酒）大补精髓，益气养神，用于气血阴阳俱虚之人。故李氏阐发说："人有三奇，精、气、神，生生之本也。精伤无以生气，气伤无以生神……精不足者，补之以味，故鹿角为君，龟甲为臣。鹿得天地之阳气最全，善通督脉，足于精者，故能多淫而寿。龟得天地之阴气最厚，善通任脉，足于气者，故能伏息而寿……人参为阳，补气中之怯；枸杞为阴，清神中之火，故以为佐。是方也，一阴一阳，无偏攻之忧，入气入血，有和平之美。由是精生而气旺，气旺而神昌，庶几龟鹿之年矣，故曰二仙。"

4. 补益气血

琼玉膏（生地黄、茯苓、蜂蜜、人参）益气养阴，健脾润肺，治虚劳干咳。方以生地黄为君，养阴润肺，"令水盛则火自息也。损其肺者，益其气，故用人参以鼓生发之元。虚则补其母，故用茯苓以培万物之本。白蜜为百花之精，味甘归脾，性润悦肺，且缓燥急之火。四者皆温良和厚之品，诚堪宝重"。不宜用苦寒，否则"只伤脾土，金反无母"。

地黄膏（生地黄、酒当归、白芍药、枸杞子、牡丹皮、知母、地骨皮、人参、甘草）滋阴降火，养血清肝。"兹以地黄为君，知母为臣，壮天一之水，以制丙丁，不与之直争也。当归、芍药以沃厥阴，肾肝同治之法也。水衰则火旺，是以二皮为钤制；火盛则金衰，是以二冬为屏障。人参、莲子补金位之母，甘草生用，所以奉令承使，奔走赞成者也"。

5. 收敛固精

五味子膏（五味子、蜂蜜）中"五味子味酸，酸者束而收敛，能固耗散之精，有金水相生之妙。况酸味正入厥阴，厥阴偏喜疏泄，乃围魏救赵之法也"。用于神气虚怯，不能收固，梦遗精滑。虽然功专力锐，为效神速，但不可多服，久服必有偏胜之患。

本书在全面系统研究李中梓著作的基础上，对散见于不同著作中有关虚证论述，进行认真梳理，同类归整，原文辑录，系统总结了李氏虚损基础理论、虚损临床表现、虚损治疗大法、虚损证治经验及补虚方药、膏方。辑录李中梓从虚论治临证医案，涉及外感、咳嗽、喘证、心悸、不寐、健忘、谵语神昏、胸痛、癫妄、痞满、不能食、呕吐、呃逆、食积、嘈杂、脘腹疼痛、泄泻、痢疾、便秘、噎膈反胃、胁痛、黄疸、积聚、头痛、眩晕、中风、震颤、筋惕肉瞤、瘕疝、郁证、水肿、淋证、癃闭、小便不禁、遗精滑精、白浊、阳痿、汗证、痰饮、腰痛、痹证、痿证、内伤发热、血证、疟病、疝气、脱肛、脱发、复视等多个病证。这对研究李中梓辨治虚损临证思路与用药特色具有重要的参考价值。

本书承蒙河南省 2017 年度省级教改项目双一流背景下中医学课程建设研究——以《中医各家学说》为例（2017SJGLX323）的大力支持，在此表示感谢！

李成文
2021 年 10 月

目录

虚损理论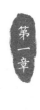

第一节　虚损总论

《至真要大论》曰：谨守病机，各司其属，有者求之，无者求之，盛者责之，虚者责之，必先五胜，疏其血气，令其调达而致和平。

【李中梓注曰】此言病状繁多，各宜细察，然总不外于虚实也。谨守者，防其变动也。病而曰机者，状其所因之不齐，而治之不可不圆活也。属者，有五脏之异、六腑之异、七情之异、六气之异、贵贱之异、老少之异，禀界有虚实之异，受病有标本之异，风气有五方之异，运气有胜复之异，情性有缓急之异，有尝贵后贱之脱营，尝富后贫之气离守，各审其所属而司其治也。有者求之二句，言一遇病症，便当审其所属之有无也。盛者责之二句是一章之大纲，于各属有无之间分别虚实而处治也。然至虚似实，大实似虚，此又不可不详为之辨也。必先五胜者，如木欲实，金当平之之类是也。疏其血气，非专以攻伐为事，或补之而血气方行，或温之而血气方和，或清之而血气方治，或通之而血气方调，正须随机应变，不得执一定之法，以应无穷之变也。此治虚实之大法，一部《内经》之关要也。（《内经知要·卷下·治则》）

如至虚有盛候，反泻含冤；大实有羸状，误补益疾；阴证似阳，清之者必败；阳证似阴，温之者必亡。气主煦之，血主濡之，气药有生血之功，血药无益气之理。病在腑而误攻其脏，谓之引贼入门；病在脏而误攻其腑，譬之隔靴搔痒。洞察阴阳，直穷病本，庶堪司命。若疑似之际，混而弗明，攻补之间，畏而弗敢，实实虚虚之祸尚忍言哉。（《内经知要·卷上·阴阳》）

凡阴阳之要，阳密乃固。两者不和，若春无秋，若冬无夏，因而和之，是谓圣度。

【李中梓注曰】阴主内守，阳主外护，阳密于外，则邪不能侵，而阴得以固于内也。不和者，偏也。偏于阳，若有春而无秋；偏于阴，若有冬而无夏。和之者，泻其太过，补其不足，俾无偏胜，圣人之法度也。

故阳强不能密，阴气乃绝。

【李中梓注曰】阳密则阴固，阳强而亢，岂能密乎？阴气被扰，将为煎厥而竭绝矣。

阴平阳秘，精神乃治。

【李中梓注曰】阴血平静于内，阳气秘密于外，阴能养精，阳能养神，精足神全，命之曰治。（《内经知要·卷上·阴阳》）

《阴阳应象大论》：因其轻而扬之，因其重而减之，因其衰而彰之。

【李中梓注曰】轻者在表，宜扬而散之。重者在内，宜减而泻之。衰者不补，则幽潜沉冤矣，补则再生，故曰彰。（《内经知要·卷下·治则》）

热因寒用，寒因热用，塞因塞用，通因通用，必伏其所主，而先其所因，其始则同，其终则异，可使破积，可使溃坚，可使气和，可使必已。

【李中梓注曰】寒病宜热，然寒甚者格热，须热药冷服，此热因寒用也。热病宜寒，然热甚者格寒，须寒药热服，此寒因热用也。塞因塞用者，如下气虚乏，中焦气壅，欲散满则更虚其下，欲补下则满甚于中，治不知本而先攻其满，药入或减，药过依然，气必更虚，病必转甚，不知少服则壅滞，多服则宣通，峻补其下则下自实，中满自除矣。通因通用者，或挟热而利，或凝寒而泄，寒者以热下之，热者以寒下之。伏其所主，利病之本也。先其所因者，求病之由也。其始则同，言正治也。其终则异，言反治也，明于反治，何病不愈。（《内经知要·卷下·治则》）

独内伤与外感相类，而治法悬殊，东垣起而详为之辨。如外感则人迎脉大，内伤则气口脉大。外感恶寒，虽近烈火不除；内伤恶寒，得就温暖即解。外感鼻气不利，内伤口不知味。外感邪气有余，故发言壮厉；内伤元气不足，故出言懒怯。外感头痛，常痛不休；内伤头痛，时作时止。外感手背热，内伤手心热。于内伤之中，又分饮食伤为有余，治之以枳术丸；劳倦伤为不足，治之以补中益气汤。此即《内经》饮食劳倦之义，又补张、刘之未备，而成一家言者也。及丹溪出，发明阴虚发热亦名内伤，而治法又别。阳常有余，阴常不足，真水少衰，壮火上亢，以黄柏、知母偕四物而理之。此亦阐《内经》之要旨，补东垣之未备，而成一家言者也。内伤虽深危之症，东垣倡论于前，丹溪补遗于后，无余蕴矣。唉呼！四先生在当时，于诸病苦，莫不应手取效，捷如桴鼓。读其遗言，考其方法，若有不一者，所谓但补前人之未备，以成一家言，不相撼拾，却相发明，岂有偏见之弊哉？（《医宗必读·卷之一·四大家论》）

第二节　阴阳俱虚

《阴阳应象大论》曰：能知七损八益，则二者可调，不知用此，则早衰之节也。

【李中梓注曰】二者，阴阳也。七为少阳之数，八为少阴之数。七损者，阳消也；八益者，阴长也。阴阳者，生杀之本始，生从乎阳，阳惧其消也；杀从乎阴，阴惧其长也。能知七损八益，察其消长之机，用其扶抑之术，则阳常盛而阴不乘，二者可以调和，常体春夏之令，永获少壮康强，是真把握阴阳者矣。不知用此，则未央而衰。用者，作用也。如复卦一阳生，圣人喜之，则曰不远复，无祗悔，元吉。姤卦一阴生，圣人谨之，则曰系于金柅，贞吉，有攸往，见凶，羸豕孚踯躅，此即仙家进阳火、退阴符之妙用也。朱紫阳曰：老子言治人事天莫若啬。夫惟啬，是谓早服，早服是谓重积德。早服者，言能啬则不远，而复便在此也。重积德，言先有所积，而复养以啬，是又加积之也。此身未有所损，而又加以啬养，是谓早服而重积。若损而后养，仅足以补其所损，不得谓之重积矣。知此，则七阳将损，八阴将益，便早为之所；阳气不伤，阴用不张，庶调燮阴阳，造化在手之神用也。(《内经知要·卷上·道生》)

《阴阳应象大论》曰：阴阳者，天地之道也，万物之纲纪，变化之父母，生杀之本始，神明之府也，治病必求其本。

【李中梓注曰】此明天地万物，变化生杀，总不出于阴阳，察乎此者可以当神明矣。故治病者万绪纷然，必求于本，或本于阴，或本于阳，阴阳既得，病祟焉逃。芩连姜附，尽可回春，参术硝黄，并能起死。此之未辨，畏攻畏补，忧热忧寒，两歧必至于误生，广络遗讥于圣哲，本顾可弗求乎哉。(《内经知要·卷下·治则》)

凡阴阳之要，阳密乃固。两者不和，若春无秋，若冬无夏，因而和之，是谓圣度。

【李中梓注曰】阴主内守，阳主外护，阳密于外，则邪不能侵，而阴得以固于内也。不和者，偏也。偏于阳，若有春而无秋；偏于阴，若有冬而无夏。和之者，泻其太过，补其不足，俾无偏胜，圣人之法度也。

故阳强不能密，阴气乃绝。

【李中梓注曰】阳密则阴固，阳强而亢，岂能密乎？阴气被扰，将为煎厥而竭绝矣。

阴平阳秘，精神乃治。

【李中梓注曰】阴血平静于内，阳气秘密于外，阴能养精，阳能养神，精足神全，命之曰治。(《内经知要·卷上·阴阳》)

诸寒之而热者取之阴，热之而寒者取之阳，所谓求其属也。

【李中梓注曰】用寒药治热病，而热反增，非火有余，乃阴不足也，阴不足则火亢，故当取之阴，但补阴则阳自退耳。用热药治寒证，而寒反增，非寒有余，乃阳不足也，阳不足则阴寒，故当取之阳，但补水中之火，则寒自消耳。求其属者，求于本也。一水一火，皆于肾中求之，故王太仆曰：益火之源以消阴翳，壮水之主以制阳光，六味、八味二丸是也。(《内经知要·卷下·治则》)

阳病治阴，阴病治阳。

【李中梓注曰】阳胜者阴伤，治其阴者，补水之主也；阴胜者阳伤，治其阳者，补水中之火也。（《内经知要·卷下·治则》）

《五常政大论》曰：阴精所奉其人寿，阳精所降其人夭。

【李中梓注曰】岐伯本论东南阳方，其精降下而多夭；西北阴方，其精向上而多寿。余尝广之，此阴阳之至理，在人身中者亦然。血为阴，虽肝藏之，实肾经真水之属也。水者，先天之本也。水旺则阴精充而奉上，故可永年，则补肾宜急也。气属阳，虽肺主之，实脾土饮食所化也。土者，后天之本也。土衰则阳精败而下陷，故当夭折，则补脾宜亟也。先哲云：水为天一之元，土为万物之母，千古而下，独薛立斋深明此义，多以六味地黄丸壮水，为奉上之计，兼以补中益气汤扶土，为降下之防。盖洞窥升降之微，深达造化之旨者欤。（《内经知要·卷上·阴阳》）

各有部分，有部分，用阴和阳，用阳和阴，当明部分，万举万当。

【李中梓注曰】部分既明，阴阳不爽，阳亢则滋其阴，谓之用阴和阳。阴寒则补其火，谓之用阳和阴。（《内经知要·卷上·色诊》）

第三节　气血俱虚

形不足者，温之以气；精不足者，补之以味。

【李中梓注曰】此彰之之法也。阳气衰微则形不足，温之以气，则形渐复也。阴髓枯竭则精不足，补之以味，则精渐旺也。（《内经知要·卷下·治则》）

气虚宜掣引之。

【李中梓注曰】提其上升，如手掣物也。（《内经知要·卷下·治则》）

第四节　脏腑虚损

一、　五脏虚

　　夫人之生也，阴血为营，阳气为卫，二者运行而无壅滞，病安从生？若力用不休，则龙雷二火逆潜至高，故劳字从火。曲运神机则心劳，而为虚汗怔忡；纵情房室则肾劳，而为骨蒸遗泄；恣睢善怒，则肝劳，而为痛痹拘挛；形冷悲哀则肺劳，而为上气喘嗽；动作伤形，思虑伤意则脾劳，而为少食多痰、形羸神倦。故劳者必至于虚，虚者必因于劳。（《病机沙篆·卷上·虚劳》）

　　《玉机真藏论》曰：脉细，皮寒，气少，泄利前后，饮食不入，此谓五虚。

　　【李中梓注曰】虚者，正气虚也。心虚则脉细，肺虚则皮寒，肝虚则气少，肾虚则泄利前后，脾虚则饮食不入。五实五虚，皆死候也。（《内经知要·卷下·病能》）

　　夫五脏者，违其性则苦，遂其性则欲。本脏所恶，即名为泻；本脏所喜，即名为补。苦欲既明，而五味更当详审。水曰润下，润下作咸。火曰炎上，炎上作苦。木曰曲直，曲直作酸。金曰从革，从革作辛。土爱稼穑，稼穑作甘。苦者直行而泄，辛者横行而散，酸者束而收敛，咸者止软而坚；甘之一味，可上可下，土位居中而兼五行也；淡之一味，五脏无归，专入太阳而利小便也。善用药者，不废准绳，亦不囿于准绳。如热应寒疗，投寒而火热反生；寒应热治，进热而沉寒转甚。此喜攻增气之害也。治寒有法，当益心阳；治热有权，宜滋肾水。此求本化源之妙也。益心之阳，寒亦通行；强肾之阴，热之犹可。此变化通神之法也。知此数者，其于苦欲补泻，无胶固之失矣。（《医宗必读·卷之一·苦欲补泻论》）

　　《活法机要》云虚损之疾，有寒有热，皆因虚而感也。感寒则损阳，阳虚则阴盛，故损自上而下。一损损于肺，故皮聚而毛落；二损损于心，故血脉虚衰，不能营养脏腑，女人则月水不行；三损损于胃，故饮食不为肌肤。治之宜以辛甘淡。感热则损阴，阴虚则阳盛，故损自下而上。一损损于肾，故骨痿不能起于床；二损损于肝，故筋缓不能自收持；三损损于脾，故饮食不能消化也。按心肺损则色弊，肝肾损则形痿，脾胃损则谷不化也。如肺损而皮聚毛落者宜益其气，四君子汤。心肺俱损，皮聚毛落而血脉虚耗，宜益气和血，八珍汤；心肺胃俱损，饮食不为肌肤，十全大补汤；肾损骨痿者宜益精，金匮丸；肝损筋缓宜缓中，牛膝丸；肝肾脾俱损，益精缓中消谷，温肾丸；阳盛阴虚，肝肾不足，宜八味丸；瘦弱困倦，未辨阴阳，夏月宜六味丸，春秋宜加减八味丸，冬月八味丸。（《病机沙篆·卷上·虚劳》）

《五常政大论》曰：阴精所奉其人寿，阳精所降其人夭。

【李中梓注曰】岐伯本论东南阳方，其精降下而多夭；西北阴方，其精向上而多寿。余尝广之，此阴阳之至理，在人身中者亦然。血为阴，虽肝藏之，实肾经真水之属也。水者，先天之本也。水旺则阴精充而奉上，故可永年，则补肾宜急也。气属阳，虽肺主之，实脾土饮食所化也。土者，后天之本也。土衰则阳精败而下陷，故当夭折，则补脾宜垦也。先哲云：水为天一之元，土为万物之母，千古而下，独薛立斋深明此义，多以六味地黄丸壮水，为奉上之计，兼以补中益气汤扶土，为降下之防。盖洞窥升降之微，深达造化之旨者欤。（《内经知要·卷上·阴阳》）

二、脾虚

诸湿肿满，皆属于脾。

【李中梓注曰】脾司湿化，又主肌肉，内受湿淫，肌体肿满，故属于脾。土气太过，则湿邪盛行，其病骤至，法当分疏。土气不及，则木乘水侮，其病渐成，法当培补，二者易治，比于燥刃。（《内经知要·卷下·病能》）

夫人囤地一声之后，命曰后天，而后天之根本，脾胃是也。脾胃属土，土为万物之母，故《易》曰：至哉坤元，万物资生。经曰：脾胃者，仓廪之官，五味出焉。又曰：食入于胃，散精于肝，淫气于筋。浊气归心，淫精于脉，脉气流经，气归于肺。饮入于胃，游溢精气，上输于脾，脾气散精，上归于肺，通调水道，下输膀胱，水精四布，五经并行，合于四时五脏阴阳，揆度以为常也。是知水谷入胃，洒陈于六腑而气至焉，和调于五脏而血生焉。行于百脉，畅于四肢，充于肌肉，而资之以为生者也。故曰安谷则昌，绝谷则亡。一日不食则饥，七日不食则肠胃竭绝而死矣。人之有脾胃，犹兵家之有饷道也，饷道一绝，万众立散，脾胃一败，百病难施。上古圣人见土为后天之根本，故其着之脉者，曰四时皆以胃气为本，有胃气则生，无胃气则死。是以伤寒当危困之候，诊冲阳以察胃气之有无，冲阳应手则回生有日，冲阳不应则坐而待毙矣。东垣先生深窥经旨，独著《脾胃论》以醒提聋聩。其言胃中元气盛，则能食而不伤，过时而不饥，脾胃俱旺，能食而肥，脾胃俱虚，不能食而瘦者。胃伏火邪于气分，则能食，脾虚则肌肉削也。七情戕其内，六气攻其外，皆足以致虚，惟饮食与劳倦两端，其关尤巨。经曰：饮食自倍，肠胃乃伤。又曰：水谷之寒热，感则害人六腑。夫饮者水也，无形之气也。经曰：因而大饮，则气逆，或为喘咳，或为饮癖，或为水肿，或为呕吐之类。食者物也，有形之血也。经曰：因而饱食，经脉横解，肠澼为痔，或为胀满，或为积聚，或为诸痛，或为吐利之类。此所谓饮食伤也。经曰：有所劳倦，形气衰少，谷气不盛，上焦不行，下脘不通，胃气热，热气熏胸中，故内热。又曰：劳则气耗。劳则喘息汗出，内外皆越，故气耗矣。有所劳倦，皆损其气，气衰则虚火旺，旺则乘脾，脾主四肢，故困热无气以动，懒于语言，动作喘乏，表热自汗，心烦不安，此所谓劳倦伤也。盖人受水谷之气以生，所谓清气、营气、卫气。皆胃气之别名也。胃为水谷之海，五脏六腑，皆受灌输。若起居失度，饮食失节，未有不伤脾胃者也。脾胃一伤，元气必耗，心火独炎，心火即下焦阴火，心不主令，相火代之。火与元气，势不两立，一胜则一负，阴火上冲，气高而喘，身热而烦，脾胃之气下陷，谷气不得升浮，是春生之令不行，无阳以护其营卫，乃生寒热。（《删补颐生微论·卷之一·后天根本论第四》）

经曰：二阳之病发心脾，有不得隐曲，女子不月，其传为风消，其传为息贲者，死不治。三阳为病发寒热，下为痈肿，及为痿厥腨痟，其传为索泽，其传为㿉疝。一阳发病，少气善咳善泄……其传为膈。二阳谓足阳明胃、手阳明大肠也，二阳之病发心脾，心在上焦，病则不利，故不得隐；脾在中焦，病则胀满，故不得曲。然心为生血之元，脾为运化之府，若在女子必不月。奚不月？经水不下也。《传》曰：九传变也，言土病日久则木必乘虚而克贼之，脾土日亏而肌肉日见消削，故名风消。心病日久则传于肺，金受火邪则息气不利而奔迫，故名息贲。脾土虚而受木克，心火盛而克肺金，皆不治之症矣。三阳谓手太阳小肠、足太阳膀胱也，为病不发于他脏，自为寒热也。小肠为丙火，膀胱为壬水故耳。水病则凝结，火病则糜烂，故下为痈肿也。无力为痿，逆冷为厥。腨，足腹也。痟，酸疼也。其传为索泽，泽，肾丸也，索引丸而痛也。㿉疝者，顽大而不疼也。一阳谓手三焦、足少阳胆也，二经病发皆是火，火盛则少气，金虚则咳作也。膈，塞也，上焦不行，下脘不通，鬲塞于中，故名膈也。（《病机沙篆·卷上·虚劳》）

三、肾虚

肾属寒水，主令在冬，故《内经》以为闭蛰封藏之本。以欲耗其精，则不能奉若天时，封藏固密，遂致太阳疏渗，寒邪易侵。若肾脏坚固，即使迫于寒威，受邪轻浅，治之即痊。肾脏虚衰。略冒寒邪，便尔深重，医药难疗。故曰伤寒偏死肾虚人，良非虚语。（《伤寒括要·卷上·肾虚人易犯伤寒论》）

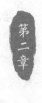

补法总论

第一节 概述

《通评虚实论》曰：邪气盛则实，精气夺则虚。

【李中梓注曰】此二语为医宗之纲领，万世之准绳。其言若浅而易明，其旨实深而难究。夫邪气者，风、寒、暑、湿、燥、火。精气，即正气，乃谷气所化之精微。盛则实者，邪气方张名为实证，三候有力名为实脉。实者泻之，重则汗吐下，轻则清火降气是也。夺则虚者，亡精失血，用力劳神，名为内夺；汗之下之，吐之清之，名为外夺。气怯神疲名为虚证，三候无力名为虚脉。虚者补之，轻则温补，重则热补是也。无奈尚子和、丹溪之说者，辄曰泻实，尚东垣、立斋之说者，辄曰补虚，各成偏执，鲜获圆通，此皆赖病合法耳，岂所谓法治病乎？精于法者，止辨虚实二字而已。其中大实大虚，小实小虚，似实似虚，更贵精详。大虚者，补之宜峻宜温，缓则无功也。大实者，攻之宜急宜猛，迟则生变也。小虚者，七分补而三分攻，开其一面也。小实者，七分攻而三分补，防其不测也。至于似虚似实，举世滑谝，故曰至虚有盛候，反泻含冤，大实有羸状，误补益疾，辨之不可不精，治之不可不审也。或攻邪而正始复，或养正而邪自除，千万法门，只图全其正气耳。嗟乎！实而误补，固必增邪，尚可解救，其祸犹小；虚而误攻，真气立尽，莫可挽回，其祸至大。生死关头，良非渺小，司命者其慎之哉。（《内经知要·卷下·病能》）

自人心不古，胶泥药性，拘惑成方，而化源之义，废而不讲久矣。夫不取化源而逐病求疗，譬犹草木将萎，枝叶蜷挛，不知固其根蒂，灌其本源，而仅仅润其枝叶。虽欲不槁，焉可得也。人第知枝叶蜷，而救枝叶者之近而切，救根荄者之远而迂，亦曾知根荄泽而枝叶靡不向荣，根荄戕而枝叶靡不受悴乎。《阴阳应象大论》曰：治病必求于本。《至真要大论》曰：诸寒之而热者取之阴；热之而寒者取之阳，所谓求其属也。《六元正纪大论》曰：资其化源。训诂谆谆，光如日月，罔非重源本耳。苟舍本从标，不惟不胜治，终亦不可治，故曰识得标，只取本，治千人，无一损。如脾土虚者，必温燥以益火之源；肝木虚者，必濡湿以壮水之主；肺金虚者，必甘缓以培土之基；心火虚者，必酸收以滋木之宰；肾水虚者，必辛润以保金之宗。此治虚之本也。（《删补颐生微论·卷之二·化源论第十二》）

经曰：木位之主，其泻以酸，其补以辛。厥阴之客，以辛补之，以酸泻之，以甘缓之。火位之主，其泻以甘，其补以咸。少阴之客，以甘泻之，以酸软之。少阳之客，以咸补之，以甘泻之，以咸软之。土位之主，其泻以苦，其补以甘。太阴之客，以甘补之，以苦泻之，以甘缓之。金位之主，其泻以辛，其补以酸。阳明之客，以酸补之，以辛泻之，以苦缓之。水位之主，其泻以咸，其补以苦。太阳之客，以苦补之，以咸泻之，以苦坚之，以辛润之。凡客胜泻客补主，主胜泻主补客。而本位更有六气司天在泉淫胜之治法，有司天在泉反胜之治法，有岁运上下所宜药食之治法，而五运之中，又必折其郁气，先取化源。启玄子以为太阳司天，取九月为水之源；阳明司天，取六月为金之源；少阴少阳司天，取三月为火之源；太阴司天，取五月为土之源；厥阴司天，取年前十二月为木之源。经曰无先天信，无逆气宜，无翼其胜，无赞其复，是谓圣治者此也。夫人察五行之气而生，亦从五行之数而尽，故王冰曰：苍天布气，尚不越乎五行，人在气中，岂不应乎天道，随气运阴阳之盛衰，理之有然也。（《删补颐生微论·卷之一·运气论第八》）

夫五脏者，违其性则苦，遂其性则欲。本脏所恶，即名为泻；本脏所喜，即名为补。苦欲既明，而五味更当详审。水曰润下，润下作咸。火曰炎上，炎上作苦。木曰曲直，曲直作酸。金曰从革，从革作辛。土爰稼穑，稼穑作甘。苦者直行而泄，辛者横行而散，酸者束而收敛，咸者止软而坚；甘之一味，可上可下，土位居中而兼五行也；淡之一味，五脏无归，专入太阳而利小便也。善用药者，不废准绳，亦不囿于准绳。如热应寒疗，投寒而火热反生；寒应热治，进热而沉寒转甚。此喜攻增气之害也。治寒有法，当益心阳；治热有权，宜滋肾水。此求本化源之妙也。益心之阳，寒亦通行；强肾之阴，热之犹可。此变化通神之法也。知此数者，其于苦欲补泻，无胶固之失矣。（《医宗必读·卷之一·苦欲补泻论》）

不善学者，师仲景而过，则偏于峻重。师守真而过，则偏于苦寒。师东垣而过，则偏于升补。师丹溪而过，则偏于清降。譬之侏儒观场，为识者笑。至有谓丹溪殿四家之末后，集诸氏之大成，独师其说以为极至，不复考张刘李氏之法，不知丹溪但补东垣之未备，非全书也。此非丹溪之过，不善学者误丹溪也。盖尝统而论之，仲景治冬令之严寒故用药多辛温；守真治春夏之温热，故用药多苦寒；东垣以扶脾补气为主，气为阳，主上升，虚者多下陷，故补气药中加升麻、柴胡，升而举之，以象春夏之升；丹溪以补气养血为急，血为阴，主下降，虚者多上逆，故补血药中加黄柏、知母，敛而降之，以象秋冬之降。使仲景而当春夏，谅不胶于辛热；守真而值隆冬，决不滞于苦寒；东垣而疗火逆，断不执于升提；丹溪而治脾虚，当不泥于凉润。故知天时者，许造张刘之室；达病本者，可登朱李之堂。庶几不以辞害志，而免尽信书之失乎！（《医宗必读·卷之一·四大家论》）

故富贵之疾，宜于补正；贫残之疾，利于攻邪。易而为治，比之燥刃。子和所疗多贫贱，故任受攻；立斋所疗多富贵，故任受补。子和一生岂无补剂成功，立斋一生宁无攻剂获效？但着书立言则不之及耳！（《医宗必读·卷之一·古今元气不同论》）

有谓子和北方宜然，立斋南方宜尔，尚属偏见。虽然贫贱之家亦有宜补，但攻多而补少；富贵之家亦有宜攻，但攻少而补多。是又当以宜为辨，禀受为别，老壮为衡，虚实为度，不得胶于居养一途，而概以施治也。（《医宗必读·卷之一·古今元气不同论》）

如屡散而汗不解，阴气不能达也，人知汗属于阳，升阳可以解表，不知汗生于阴，补阴可以发汗也。又如内热不解，屡清而火不退，阴不足也，人知寒凉可以去热，不知壮水可以制火也。又如正虚邪炽，久而不瘥，补正则邪自除，温中则寒自散，此必见衰微之阴脉者也。《伤寒论》曰：阴证得阳脉者生，阳证得阴脉者死。人皆奉其言，未知绎其义。夫正气实者，多见阳脉；正气虚者，多见阴脉。证之阳者，假实也，脉之阴者，真虚也。陈氏曰：凡察阴证，不论热与不热，惟凭脉用药，至为稳当。不论浮沉大小，但指下无力，重按全无，便是伏阴。然则沉小者，人知为阴脉，不知浮大者，亦有阴脉也。是知伤寒虽具万变，虚实二字可以提纲。正胜则愈，邪胜则死。正气实者，虽感大邪，其病亦轻；正气虚者，虽感微邪，其病亦重。气实而病者，攻之即愈，虽不服药，经尽即安，何足虑也？所可虑者，惟挟虚耳！奈何庸浅之辈，不察虚实，但见发热，动手便攻，虚而攻之，无不死者。且曰伤寒无补法，谬之甚矣。独不观仲景立三百九十七法，而治虚寒者一百有奇；垂一百一十三方，而用人参、桂、附者，八十有奇。东垣、丹溪、节庵亦有补中益气、回阳返本、温经益元等汤，未尝不补也，谓伤寒无补法可乎？夫实者，不药而愈，虚者，非治弗瘥。能察其虚而补救者，握伤寒之要矣，何必求之多歧哉？（《医宗必读·卷之五·伤寒》）

天地造化之机，水火而已矣。宜平不宜偏，宜交不宜分。火性炎上，故宜使之下；水性就下，故宜使之上。水上火下，名之曰交。交则为既济，不交则为未济。交者生之象，不交者死之象也。故太旱物不生，火偏盛也；太涝物亦不生，水偏盛也。煦之以阳光，濡之以雨露，水火和平，物将蕃滋，自然之理也。人身之水火，即阴阳也，即气血也。无阳则阴无以生，无阴则阳无以化。然物不生于阴而生于阳，譬如春夏生而秋冬杀也。又如向日之草木易荣，潜阴之花卉善萎也。故气血俱要，而补气在补血之先；阴阳并需，而养阳在滋阴之上。是非昂水而抑水，不如是不得其平也。此其义即天尊地卑，夫倡妇随之旨也。若同天于地，夷夫于妇，反不得其平矣。又如雨旸均以生物，晴阳之日常多，阴晦之时常少也。俗医未克见此，而汲汲于滋阴，战战于温补，亦知秋冬之气，非所以生万物者乎？何不以天地之阴阳通之。（《医宗必读·卷之一·水火阴阳论》）

夫元气不足者，须以甘温之剂补之，如阳春一至，生机勃勃也。元气不足而至于过极者，所谓大虚必夹寒，须以辛热之剂补之，如时际炎蒸，生气畅遂也。热气有余者，须以甘凉之剂清之，如秋凉一至，溽燠如失也。邪气盛满而至于过极者，所谓高者抑之，须以苦寒之剂泻之，如时值隆冬，阳气潜藏也。故凡温热之剂，均以补虚；凉寒之剂，均以泻实。大抵元气既虚，但有秋冬肃杀之气，独少春夏生长之机，然虚则不免于热，医者但见有热，便以凉寒之剂投之，是病方肃杀，而医复肃杀之矣！其能久乎？此无他，未察于虚实之故耳。独不闻丹溪有云：实火可泻，芩连之属；虚火可补，参芪之属。但知有火而不分虚实，投治一差，何异于入井之人，而又下之石乎？丹溪主于补阴者也，而犹以参芪补虚人之火，人亦可以断然无疑矣。（《医宗必读·卷之一·药性合四时论》）

补者，五脏各有补法。夫虚有六者，表里上下阴阳也。经曰：形不足者，补之以气；精不足者，补之以味。须达症之所起，分经疗为善。（《删补颐生微论·卷之一·宜药论第七》）

寒热者，热病当察其源，实则泻以苦寒、咸寒，虚则治以甘寒、酸寒，大虚则用甘温，盖甘温能除大热也。寒病当察其源，外寒则辛热、辛温以散之，中寒则甘温以益之，大寒则辛热以佐之也。（《医宗必读·卷之一·辨治大法论》）

脏腑者，经曰：五脏者，藏精而不泻者也。故有补无泻者，其常也，受邪则泻其邪，非泻藏也。六腑者，传导化物糟粕者也，邪客者可攻，中病即已，毋过用也。（《医宗必读·卷之一·辨治大法论》）

气血者，气实则宜降、宜清，气虚则宜温、宜补。血虚则热，补心、肝、脾、肾，兼以清凉；血实则瘀，轻者消之，重者行之。

更有因气病而及血者，先治其气；因血病而及气者，先治其血。（《医宗必读·卷之一·辨治大法论》）

虚实者，虚证如家贫室内空虚，铢铢累积，非旦夕间事，故无速法；实证如寇盗在家，开门急逐，贼去即安，故无缓法。（《医宗必读·卷之一·辨治大法论》）

以上诸法，举一为例，余可类推，皆道其常也。或症有变端，法无一致，是在圆机者神而明之。书家有言曰：学书先定规矩，然后纵横跌宕，惟变所适。此亦医家之规矩也，若不能纵横跌宕，是守株待兔耳，司命云乎哉？（《医宗必读·卷之一·辨治大法论》）

《灵枢经》曰：五脏主藏精，藏精者不可伤。由是则五脏各有精，随用而灌注于肾，肾不过为都会关司之所，非肾之一脏独有精也。奈何举世不察，不能别脏腑之有余不足而平之，但以补肾为功。不知热则害水，寒则伐火，即使肾气得补而四脏未平，终无相生之理，曷成孕育之功。若曰：某有秘授奇方，发无不中，遂欲执一以治万，岂理也耶！必察其症状通变用之，则病可必除，精可自足。（《删补颐生微论·卷之二·广嗣论第十九》）

第二节　补阴阳

《阴阳应象大论》曰：阴阳者，天地之道也，万物之纲纪，变化之父母，生杀之本始，神明之府也，治病必求其本。

【李中梓注曰】此明天地万物，变化生杀，总不出于阴阳，察乎此者可以当神明矣。故治病者万绪纷然，必求于本，或本于阴，或本于阳，阴阳既得，病祟焉逃。芩连姜附，尽可回春，参术硝黄，并能起死。此之未辨，畏攻畏补，忧热忧寒，两歧必至于误生，广络遗讥于圣哲，本顾可弗求乎哉。（《内经知要·卷下·治则》）

诸寒之而热者取之阴，热之而寒者取之阳，所谓求其属也。

【李中梓注曰】用寒药治热病，而热反增，非火有余，乃阴不足也，阴不足则火亢，故当取之阴，但补阴则阳自退耳。用热药治寒证，而寒反增，非寒有余，乃阳不足也，阳不足则阴寒，故当取之阳，但补水中之火，则寒自消耳。求其属者，求于本也。一水一火，皆于肾中求之，故王太仆曰：益火之源以消阴翳，壮水之主以制阳光，六味、八味二丸是也。（《内经知要·卷下·治则》）

昼夜俱热，重阳无阴也，亟泻其阳，峻补其阴。（《删补颐生微论·卷之二·四要论第十一·问》）

温者，温其中也，脏有寒邪，不温则死。夫气为阳，气虚则寒，故温即是补，又名救里者，以阳虚可危，亟当救援也。清者，清其热也，有热无结，本非下证，若不清之，热何由散？下后余邪亦宜清也。补者，救其虚也，古人言之已详，今人畏而不用，使伤寒犯虚者，坐而待毙，大可憾已。（《医宗必读·卷之五·伤寒》）

第三节　气血双补

气血者，气实则宜降、宜清，气虚则宜温、宜补。血虚则热，补心、肝、脾、肾，兼以清凉；血实则瘀，轻者消之，重者行之。更有因气病而及血者，先治其气；因血病而及气者，先治其血。（《医宗必读·卷之一·辨治大法论》）

第四节　补脏腑

一、补肝

夫五脏之苦欲补泻，乃用药第一义也，不明乎此，不足以言医。如肝苦急，急食甘以缓之。

【李中梓注曰】肝为将军之官，其性猛锐，急则有摧折之意，用甘草以缓之，即宽解慰安之义也。

肝欲散，急食辛以散之。

【李中梓注曰】扶苏条达，木之象也，用川芎之辛以散之，解其束缚也。

以辛补之。

【李中梓注曰】辛虽主散，遂其所欲，即名为补。

以辛泻之。

【李中梓注曰】如太过则制之，毋使逾分，酸可以收，芍药之属。

虚则补之。

【李中梓注曰】陈皮、生姜之属。（《医宗必读·卷之一·苦欲补泻论》）

二、 补心

心苦缓，急食酸以收之，软者和调之义。

【李中梓注曰】心君本和，热邪干之则躁急，故须芒硝之咸寒，除其邪热，缓其躁急也。

以咸补之。

【李中梓注曰】泽泻导心气以入肾。

以甘泻之。

【李中梓注曰】烦劳则虚而心热，参、芪之甘温益元气，而虚热自退，故名为泻。

虚则补之。

【李中梓注曰】心以下交于肾为补，炒盐之咸以润下，使下交于肾，既济之道也。（《医宗必读·卷之一·苦欲补泻论》）

三、 补脾

标本先后者，受病为本，见证为标；五虚为本，五邪为标。如腹胀因于湿者，其来必速，当利水除湿，则胀自止，是标急于本，先治其标，若因脾虚渐成胀满，夜剧昼静，当补脾阴，夜静昼剧，当补胃阳，是本急于标，先治其本。（《医宗必读·卷之一·辨治大法论》）

盖塞因塞用者，若脾虚作胀，治以参术，脾得补而胀自消也。（《医宗必读·卷之一·用药须知〈内经〉之法论》）

脾苦湿，急食苦以燥之。

【李中梓注曰】脾为仓廪之官，属土喜燥，湿则不能健运，白术之燥，遂其性之所喜也。

脾欲缓，急食甘以缓之。

【李中梓注曰】稼穑作甘，甘生缓，是其本性也。以甘补之。

脾喜健运，气旺则行，人参是也。以苦泻之。

【李中梓注曰】湿土主长夏之令，湿热太过，脾斯困矣，急以黄连之苦泻之。

虚则补之。

【李中梓注曰】甘草益气，大枣益血，俱甘入脾。（《医宗必读·卷之一·苦欲补泻论》）

诸湿肿满，皆属于脾。

【李中梓注曰】脾司湿化，又主肌肉，内受湿淫，肌体肿满，故属于脾。土气太过，则湿邪盛行，其病骤至，法当分疏。土气不及，则木乘水侮，其病渐成，法当培补，二者易治，比于燥刃。（《内经知要·卷下·病能》）

浆粥入胃，泄注止，则虚者活。

【李中梓注曰】治虚之法，先扶根本。浆粥入胃则脾土将复，泄注既止则肾水渐固，虽犯虚死，自可回生也。（《内经知要·卷下·病能》）

《调经篇》云：因饮食劳倦，损伤脾胃，始受热中，末传寒中。

【李中梓注曰】始受者，病初起也。末传者，久而不愈也。初起病时，元气未虚，邪气方实，实者多热，及病之久，邪气日退，正气日虚，虚者多寒。古人立法，于始受热中者，实则泻其子。夫肺金为脾土之子而实主气，气有余便是火，故凡破气清火之剂皆所以泻其子也。于末传寒中者，虚则补其母。夫少火为脾土之母而实主运行三焦，熟腐五谷，故凡温中益火之剂皆所以补其母也。每见近世不辨虚实，一遇脾病，如胀满、如停滞、如作痛、如发热之类，概以清火疏气之药投之，虚虚之祸可胜数哉。（《内经知要·卷下·病能》）

经曰：劳者温之，损者温之。又曰：温能除大热。大忌苦寒，反伤脾胃，东垣于劳倦伤者，立补中益气汤，纯主甘温，兼行升发，使阳春一布，万物敷荣。易老于饮食伤者，立积术丸，一补一攻，不取速化，但使胃强不复伤耳。此皆炎黄之忠荩后进之标也。罗谦甫善发其旨，故云脾虚食少，弗可攻伐，补之自能食进，是则更有法焉。东方之仇木宜安，恐木实则侮土而厥张也。西方之子金宜顾，恐子虚则窃母以自救也。若夫少火，实为生气之元，中央之土虚则补其母，故许学士云：肾虚不能食化，譬如釜中水谷，下无火力，其何能熟耶？严用和云：房劳过度，真阳衰弱，不能上蒸脾土，以致饮食不消，须知补肾，肾气若壮，丹田火充，上蒸脾土，土温自治矣。愚尝统而论之，脾胃者，其坤顺之德，而有干健之运。故坤德或惭，补土以培其卑监；干健稍弛，益火以助其转运。此东垣、谦甫以补土立言，学士、用和以壮火垂训。盖有见乎土强，则出纳自如，火强则转输不息，火为土母，虚则补其母，治病之常经也。每见世俗，一遇脾胃虚滞，便投曲、卜、楂、芽、香、砂、枳、朴，甚而用黄连、山栀，以为脾胃良方，而夭枉者更仆难数矣。不知此皆实则泻子之法。因脾胃有积聚、有实火，元气未衰，邪气方张，用破气之剂，以泻肺金主气之脏，诚有功效。若虚而伐之则愈虚，虚而寒之，遏真火生化之元，有不败其气而夺其谷乎？最可异者，以参术为滞闷之品，畏之如砒鸩，独不闻经云虚者补之，劳者温之，又云塞因塞用乎？又不闻东垣云：脾胃之气，实则枳实、黄连泻之，虚则白术、陈皮补之乎？又不闻丹溪云：实火可泻，芩连之属，虚火可补，参芪之属乎？且饮食初伤，元气未败，或有湿热，黄连其选也。若病稍久，元气必虚，阳气不充，阴寒为祟，反服黄连，无异于入井而反下石耳。经曰：饮食劳倦，损伤脾胃，始受热中，末传寒中，则始宜清热，终宜温养，灼然有辨，故能辨虚实，善识寒温，医之能事竟矣。更有说者，圣人治未病，不治已病，则居恒无病之时，便当早为之。所观既济之象曰：君子以思患而预防之。随之象曰：君子以向晦人晏息。颐之象曰：君子以节饮食，岂非明饮食劳倦之足以伤生耶？养生家知劳倦之祸人也，亟于养气，行欲徐而稳，言欲定而恭，坐欲端而直，声欲低而和，常于动中习静，使此身常在太和元气中，久久自有圣贤气象。《长生秘典》曰：内劳神明，外劳形质，俱足夭折。惟房劳较甚，为其形与神交用，精与气均伤也。又曰：久立久坐，久行久卧，皆能伤人。元气胜谷气，其人瘦而寿；谷气胜元气，其人肥而夭。泰西水曰：饮食有三化，烹煮糜烂，名曰火化；细嚼缓咽，名曰口化；蒸变传送，名曰胃化。二化得力，不劳于胃。《医说》云：饮食到胃，俱以温和为妙。不问冷物热物，但细嚼缓咽，自然温矣。《秘典》曰：食饱之后，解带摸腹，伸腰徐行，作喷以通其秘，用呵以去其滞，令饮食下行，方可就坐。饱坐发痔，曲胸而坐成中满。醉后勿饮冷，饱余勿便卧。食后勿怒，怒后勿食。冷热之物，不宜互食。《尊生编》云：饮以养阳，食以养阴，食宜常少，亦勿令虚，不饥强食，不渴强饮，则脾劳发胀，朝勿令饥，夜勿令饱。淡食则多补，五辛善助火。《调食法》云：宁少毋食多，宁饥毋食饱，宁迟毋食速，宁热毋食冷，宁零毋食顿，宁软毋食硬。此六者，调理脾虚之要法也。语云：修养不如节劳，服药不如忌口。斯言虽鄙，颇切理要。诚能于此精勤，则土强而脏腑俱安，后天之根本不损，营卫冲和，有天命矣。（《删补颐生微论·卷之一·后天根本论第四》）

四、补肺

肺苦气上逆，急食苦以泄之。

【李中梓注曰】肺为华盖之脏，相傅之官，藏魄而主气者也。气常则顺，气变则逆，逆则违其性矣。宜黄芩苦以泄之。

肺欲收，急食酸以收之。

【李中梓注曰】肺主上焦，其政敛肃，故喜收，宜白芍药之酸以收之。以辛泻之，金受火制，急食辛以泻之，桑白皮是也。

以酸补之。

【李中梓注曰】不敛则气无管束，肺失其职矣，宜五味子补之，酸味遂其收敛，以清肃乎上焦。虚则补之。义见上句。（《医宗必读·卷之一·苦欲补泻论》）

五、补肾

《内经》曰：精不足者，补之以味。然膏粱之味未必生精，恬淡之味最能益肾。《洪范》论味而稼穑作甘，世间之物，惟五谷得

之味正。淡食五谷，大能养精。(《删补颐生微论·卷之一·先天根本论第三》)

盖少阴表邪浮浅，发热反为轻，太阳正气衰微，脉沉反为重，熟附配麻黄，发中有补，生附配干姜，补中有发，仲景之旨微矣。(《伤寒括要·卷上·太阳脉似少阴、少阴症似太阳辨》)

肾苦燥，急食辛以润之。

【李中梓注曰】肾为作强之官，藏精，为水脏，主五液，其性本润，是故恶燥，宜知母之辛以润之。

肾欲坚，急食苦以坚之。

【李中梓注曰】肾非坚无以称作强之职，四气遇湿热即软，遇寒则坚，五味得咸即软，得苦即坚，故宜黄柏。

以苦补之。

【李中梓注曰】坚即补也，宜地黄之微苦。

虚则补之。

【李中梓注曰】藏精之脏，苦固能坚，然非益精，无以为补，宜地黄、山茱萸。(《医宗必读·卷之一·苦欲补泻论》)

少阴肾经，人之根蒂也，三阴交中名曰少阴。其经起于足心涌泉穴，上行贯脊、循喉，络舌本，下注心胸，行身之前。其症引衣蜷卧，恶寒，口燥咽干，谵语，口渴，便闭，脉沉有力，此热邪传入少阴本病，大承气汤急下之。初起身热，面赤足冷，本经自受夹阴伤寒，标本俱病也，麻黄附子细辛汤，温经散寒。若阴躁欲坐泥水井中，虽欲饮而不受，面赤足冷，脉沉或脉虽大，按之如无，此阴极发躁，本病也，宜四逆合生脉散，退阴回阳。身热烦躁，面赤足冷，脉数大无力，此虚阳伏阴，标本俱病，宜加减五积散，温解表里。初病起，头不痛，口不渴，身不热，便厥冷蜷卧，腹痛吐泻，或战栗，面如刀刮，脉沉细，此少阴直中寒邪，宜四逆汤，急温之。无热恶寒，面青，小腹绞痛，足冷脉沉，蜷卧不渴，或吐利昏沉，手足甲青，冷过肘膝，胀满不受药，此夹阴中寒，本病也，宜人参四逆汤温补之。六经之中，惟此经难辨，以燥渴便闭，脉沉实知其热，脉沉迟别其寒。(《伤寒括要·卷上·足少阴经症治》)

六、 脾肾并补

上古圣人见肾为先天之本，故着之脉曰：人之有尺，犹树之有根。枝叶虽枯槁，根本将自生。见脾胃为后天之本，故着之脉曰：有胃气则生，无胃气则死。所以伤寒必诊太溪，以察肾气之盛衰；必诊冲阳，以察胃气之有无。两脉既在，他脉立可弗问也。治先天根本，则有水火之分。水不足者，用六味丸壮水之主，以制阳光；火不足者，用八味丸益火之主，以消阴翳。治后天根本，则有饮食劳倦之分。饮食伤者，枳术丸主之；劳倦伤者，补中益气主之。每见立斋治症，多用前方，不知者妄议其偏，惟明于求本之说，而后可以窥立斋之微耳。王应震曰：见痰休治痰，见血休治血，无汗不发汗，有热莫攻热，喘生毋耗气，精遗勿涩泄，明得个中趣，方是医中杰。此真知本之言矣。(《医宗必读·卷之一·肾为先天本脾为后天本论》)

七、 肝肾并补

古称乙癸同源，肾肝同治，其说为何？盖火分君相，君火者，居乎上而主静；相火者，处乎下而主动。君火惟一，心主是也；相火有二，乃肾与肝。肾应北方壬癸，于卦为坎，于象为龙，龙潜海底，龙起而火随之。肝应东方甲乙，于卦为震，于象为雷，雷藏泽中，雷起而火随之。泽也，海也，莫非水也，莫非下也。故曰乙癸同源。东方之木，无虚不可补，补肾即所以补肝；北方之水，无实不可泻，泻肝即所以泻肾。至乎春升，龙不现则雷无声，及其秋降，雨未收则龙不藏。但使龙归海底，必无迅发之雷；但使雷藏泽中，必无飞腾之龙。故曰：肾肝同治。(《医宗必读·卷之一·乙癸同源论》)

余于是而申其说焉。东方者，天地之春也，勾萌甲坼，气满乾坤。在人为怒，怒则气上而居七情之升；在天为风，风则气鼓为百病之长。怒而补之，将逆而有壅绝之忧；风而补之，将满而有胀闷之患矣。北方者，天地之冬也，草黄木落，六宇萧条。在人为恐，恐则气下而居七情之降；在天为寒，寒则气惨而为万象之衰。恐而泻之，将怯而有颠仆之虞；寒而泻之，将空而有涸竭之害矣。然木既无虚，又言补肝者，肝气不可犯，肝血自当养也。血不足者濡之，水之属也，壮水之源，木赖以荣。水既无实，又言泻肾者，肾阴不可亏，而肾气不可亢也。气有余者伐之，木之属也，伐木之干，水赖以安。夫一补一泻，气血攸分；即泻即补，水木同府。总之，相火易上，身中所苦，泻木所以降气，补水所以制火，气即火，火即气，同物而异名也。故知气有余便是火者，愈知乙癸同源之说矣。（《医宗必读·卷之一·乙癸同源论》）

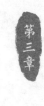

虚损证治

愚按：《内经》之言虚痨，惟是气血两端，至巢氏《病源》始分五脏之劳，七情之伤，甚而分气、血、筋、骨、肌、精之六极，又分脑、髓、玉房、胞络、骨、血、筋、脉、肝、心、脾、肺、肾、膀胱、胆、胃、三焦、大、小肠、肉、肤、皮、气之二十三蒸，《本事方》更分传尸鬼疰，至于九十九种，其凿空附合，重出复见，固无论矣。使学者惑于多歧，用方错杂，伊谁之咎乎？（《医宗必读·卷之六·虚劳》）

虚痨热毒，积久则生恶虫，食人脏腑，其证蒸热咳嗽，胸闷背痛，两目不明，四肢无力，腰膝酸疼，卧而不寐，或面色脱白，或两颊时红，常怀忿怒，梦与鬼交，同气连枝，多遭传染，甚而灭门，火可畏也。法当补虚以补其元，杀虫以绝其根，能杀其虫，虽病者不生，亦可绝其传疰耳。

凡近视此病者，不宜饥饿，虚者须服补药，宜佩安息香及麝香，则虫鬼不敢侵也。（《医宗必读·卷之六·虚劳·传尸痨瘵》）

陈藏器诸虚用药例：虚劳头痛身热，枸杞、葳蕤；虚而欲吐，人参、葳蕤；虚而不宁，人参、茯神；虚而多梦，龙骨、人参、圆眼；虚而多热，地黄、甘草、牡蛎、地肤子；虚而冷，川芎、当归、干姜；虚而损，巴戟、苁蓉、钟乳；虚而大热，天冬、黄芩；虚而多忘，远志、茯神；虚而口干，麦冬、知母；虚而吸吸，柏子仁、胡麻、覆盆子；虚而惊怖，龙齿、沙参、小草；若兼冷，紫石英、小草；虚而多气兼微咳，五味、大枣；虚而客热，沙参、龙齿、天冬；虚而腰间不利，杜仲、狗脊、磁石；虚而多冷，桂、附；虚而小便赤，黄芩；虚而有痰复有气，半夏、陈皮；虚而便失、龙骨、桑螵蛸；虚而溺白，厚朴；虚而小便不利，人参、茯苓、泽泻；髓竭，地黄、阿胶、当归、枸杞；肺虚，二门冬、五味；心虚，人参、茯神、菖蒲、圆眼、丹参、枣仁、当归；肝虚，川芎、天麻、当归；脾虚，白术、白芍、山药、益智；肾虚，熟地、丹皮、远志；胆虚，细辛、地榆、枣仁；神昏，朱砂、茯神。（《病机沙篆·卷上·虚劳》）

1. 脾虚

大抵虚痨之证，疑难不少，如补脾保肺，法当兼行，然脾喜温燥，肺喜清润，保肺则碍脾，补脾则碍肺，惟燥热而盛，能食而不泻者，润肺当急，而补脾之药亦不可缺也。倘虚羸而甚，食少泻多，虽咳嗽不宁，但以补脾为急，而清润之品宜戒矣。脾有生肺之能，肺无扶脾之力，故补脾之药，尤要于保肺也。尝见痨证之死，多死于泄泻，泄泻之因，多因于清润，司命者能不为兢兢耶！（《医宗必读·卷之六·虚劳》）

经曰：二阳之病发心脾，有不得隐曲，女子不月，其传为风消，其传为息贲者，死不治。三阳为病发寒热，下为痈肿，及为痿厥腨痛，其传为索泽，其传为㿉疝。一阳发病，少气善咳善泄……其传为隔。二阳谓足阳明胃、手阳明大肠也，二阳之病发心脾，心在上焦，病则不利，故不得隐；脾在中焦，病则胀满，故不得曲。然心为生血之元，脾为运化之府，若在女子必不月。奚不月？经水不也。传曰：九传变也，言土病日久则木必乘虚而克贼之，脾土日亏而肌肉日见消削，故名风消。心病日久则传于肺，金受火邪则息气不利而奔迫，故名息贲。脾土虚而受木克，心火盛而克肺金，皆不治之证矣。三阳谓手太阳小肠、足太阳膀胱也，为病不发于他脏，自为寒热也。小肠为丙火，膀胱为壬水故耳。水病则凝结，火病则糜烂，故下为痈肿也。无力为痿，逆冷为厥。腨，足腹也。痛，酸疼也。其传为索泽，睾，肾丸也，索引丸而痛也。㿉疝者，顽大而不疼也。一阳谓手三焦、足少阳胆也，二经病发皆是火，火盛则少气，金虚则咳作也。膈，塞也，上焦不行，下脘不通，膈塞于中，故名膈也。（《病机沙篆·卷上·虚劳》）

脉洪、口渴、便结者，宜行凉药；若使气虚挟寒，阴阳不相为守，血亦妄行，必有虚冷之状，盖阳虚则阴亦走也，宜理中汤加木香、乌药；若饮食伤胃，上逆吐衄，宜理中汤加香附、砂仁、山楂、神曲调之。（《病机沙篆·卷上·虚劳》）

脾热者，轻手固不热，重按亦不热，热在不轻不重之间，脾土主肌肉也。遇夜尤甚。其症怠惰嗜卧，四肢不收，无气以动，泄泻便秘，面黄，舌强痛，口甘，吐逆不嗜食、不化食，抢心，善瘈善饥善噫，当脐痛，腹胀肠鸣，肉痛足肿。实则梦欢歌快乐，虚则梦饮食相争。饮食劳倦思虑则伤脾，虚则以人参、黄芪、白术、茯苓、甘草、山药、扁豆、苡米、陈皮补之；实则以苍术、厚朴、枳实、山楂、青皮、槟榔、大黄、芒硝泻之。姜、附、丁、桂温之；元明粉、石膏、滑石、黄芩凉之。（《病机沙篆·卷上·虚劳》）

血证既久，古人多以胃药收功，加乌药、沉香、大枣，此虚家神剂也。（《病机沙篆·卷上·虚劳》）

2. 肺虚

又如无阳则阴无以生，无阴则阳无以化，宜不可偏也。然东垣曰：甘温能除大热。又曰：血脱补气。又曰：独阴不长。春夏之温可以发育，秋冬之寒不能生长，虚者必补以人参之甘温，阳生阴长之理也。且虚痨证受补者可治，不受补者不治，故葛可久治痨神良素著，所垂十方，用参者七。丹溪专主滋阴，所述治痨方案，用参者亦十之七。不用参者，非其新伤，必其轻浅者耳。自好古肺热伤肺，节斋服参必死之说，印定后人眼目，甘用苦寒，直至上呕下泄，犹不悔悟，良可悲已。幸李濒河、汪石山详为之辨，而宿习难返，贻祸未已。不知肺经自有热者，肺脉按之而实，与参诚不相宜；若火来乘金者，肺脉按之而虚，金气大伤，非参不保。前哲有言曰：土旺而金生，勿拘拘于保肺；水壮而火熄，毋汲汲于清心。可谓洞达《内经》之旨，深窥根本之治者也。（《医宗必读·卷之六·虚劳》）

五脏之热，各自不同。肺热者，轻手即得，略重全无，肺主皮毛也。日西尤甚。其症喘咳洒淅，善嚏善悲，缺盆痛，胸中痛，肩背痛，臂痛，脐右胀痛，小便频数，皮肤痛及麻木。实则梦兵戈，虚则梦田野。实则泻之，桑皮、葶苈、枳壳、苏子、防风之属；虚则补之，人参、黄芪、麦冬、五味、茯苓、山药、百合、紫菀之属；形寒饮冷则伤肺，温之以干姜、款花、木香、豆蔻之属；凉之以沙参、元参、知母、贝母、黄芩、山栀、花粉、兜铃之属。(《病机沙篆·卷上·虚劳》)

3. 心虚

劳伤心神，以麦冬、枣仁、柏仁、莲心、茯苓、远志、丹参、竹叶之属。(《病机沙篆·卷上·虚劳》)

心热者，微按之皮毛之下、肌肉之上乃得，加力按之则全不热，心主血脉也。日中尤盛。其症烦心心痛，掌中热而哕，善忘、善笑、善惊，不寐，筑筑然动，舌破，消渴，口苦，心胸间汗。实则梦惊、忧、怖、恐；虚则梦烟火、焰火。虚则补之以丹参、圆眼、茯神、麦冬、当归、山药；实则泻之以黄连。忧愁思虑则伤心，温之以桂心、益智、菖蒲、柏子仁；凉之以犀角、牛黄、竹叶、朱砂、连翘。(《病机沙篆·卷上·虚劳》)

4. 肝虚

肝热者，按之肌肉之下、筋骨之上乃得，肝主筋也。寅卯时尤甚。其症多怒多惊，便难，转筋挛急，四肢困热，满闷，筋痿不能起，头痛耳聋，颊肿面青，目痛，两胁痛，小腹痛，呕逆作酸，睾疝，冒眩，善瘛。实则梦山林大树，虚则梦细草苔藓。阿胶、山药、枣仁、木瓜补之；青皮、芍药、柴胡、龙胆、青黛、黄连、木通泻之。怒则伤肝，木香、肉桂、吴茱萸温之；甘菊、车前、山栀、柴胡、黄芩凉之。(《病机沙篆·卷上·虚劳》)

5. 肾虚

房劳所伤，以地黄、牛膝、构杞、杜仲、人参之属。(《病机沙篆·卷上·虚劳》)

肾热者，轻手扪之不热，重按至骨乃热，亥子时尤甚，肾主骨也。其症腰膝脊俱痛，耳鸣遗泄，二便不调，骨痿不能起，眇中清，目昏，面黑，口干，咯血，饥不欲食，腹大胫肿，臀股后痛，小腹气逆下肿，肠澼，阴下湿痒，手指青黑厥逆，足下热，嗜卧，坐而欲起，善怒，四肢不收。实则腰脊解软，虚则梦泄及渡水恐惧。地黄、枸杞、桑螵蛸、龟甲、山药、山萸、牛膝、杜仲、五味子补之；泽泻、知母泻之。肉桂、附子、补骨脂、肉苁蓉、鹿胶、沉香温之；知母、黄柏、丹皮、骨皮凉之。强力坐湿则伤肾，肾伤须重补之，骨碎补、补骨脂、虎胫骨、何首乌、地黄之属。（《病机沙篆·卷上·虚劳》）

6. 脾肾虚

古称五劳、七伤、六极、二十三蒸，症状繁多，令人眩惑，但能明先天后天根本之治，无不痊安。益简而不烦，约而无漏者也。夫人之虚非气即血，五脏六腑莫能外焉。然血之源头在乎肾，盖水为天一之元，而人资之以为始者也，故曰先天；气之源头在乎脾，盖土为万物之母，而人资之以为生者也，故曰后天。二脏安和，则百脉受调；二脏虚伤，则千疴竞起。至哉斯言，可为后学司命之指南也。（《病机沙篆·卷上·虚劳》）

人有先后二天，补肾补，法当并行。然以甘寒补肾恐妨脾气、以辛温快脾恐妨肾水，须衡其缓急而为之施治。或滋肾而佐以沉香、砂仁，快脾杂以山药、五味，机用不可不活也。脾具坤顺之德而有干健之运，故游溢精气，上输于肺，通调水道，下输膀胱，水精四布，五经并行，则水源从此沃矣。且脾不下陷则精气固而二便调，俾少阴奉之，得以全闭蛰封藏之本，故脾安则肾愈安矣，此许学士所以补肾不如补脾之说也。肾兼水火，水不挟肝上浮而陵卑监；火能益土善运而奉精微，故肾安而脾愈安矣，此孙思邈所以有补脾不若补肾之说也。此两说者，皆有见于根本重地，亟有提防，特为虚家设一大炬也。（《病机沙篆·卷上·虚劳》）

土为金母，而金为主气之官，故肺气受伤者，必先求助于脾家；水为木母，而木为藏血之地，故肝血受伤者，必由借资于肾府。虚劳之证，扶脾保肺两不可缺，然脾之性喜温喜燥，而温燥之剂不利于保肺；肺之为性喜凉喜润，而凉润之剂不利于扶脾。两者并列而论，脾有生肺之能，肺无扶脾之力，故曰土壮而生金，勿拘拘于保肺。泻火之亢，以全阴气；壮水之主，以镇阳光，法当并行。然泻火之品，多寒而损阳气；壮水之剂，多平而养阴血。两者并列而论，苦寒过投，将有败胃之忧；甘平恒用，却无伤中之患。故曰水盛而火自熄，勿亟亟于寒凉。症如烦渴、喘呼、脉见数大有力，当润肺为主而扶脾佐之；症如食少、善泄、脉见细数无力，当扶脾为主而保肺佐之，甚则保肺之剂不利于脾，当尽去之，却宜补土之母庶可冀其回春。全在明辨其证之何如，变通以治之可也。
(《病机沙篆·卷上·虚劳》)

　　至巢氏始分五脏之瘵、七情之伤，又分气、血、筋、骨、肌、精之六极，甚而分脏腑、肌骨为二十三蒸。《本事方》语传尸鬼疰至于九十九种，凿空生蔓，使学者惑于多歧，靡所适从，伊谁之咎乎？盍以《内经》为式，第于脾肾分主气血，约而实该，确而可守也。夫人之虚，不属于气，即属于血，五脏六腑，莫能外焉，而独举脾肾者，水为天一之元，土为万物之母，二脏安和，诸经各治，百疾不生。盖脾具土德，脾安则土为金母，金实水源，且土不侮水，水安其位，故脾安则肾愈安也。肾兼水火，肾安则水不挟肝上泛而凌土湿，火能益土，蒸腐而化精微，故肾安则脾愈安也。救肾者必本于阴血，血主濡之，阴本下降，虚则上逆，当敛而抑，六味丸是也。救脾者必本于阳，气主煦之，阳本上升，虚则下陷，当升而举，补中益气汤是也。近世治瘵专以四物、二冬、黄柏、知母，不知皆行秋冬之令，非所以生万物者也。且血药常滞，必妨痰而减食，血药常润，必滑肠而泄泻，况黄柏苦寒尤能减食，知母甘寒尤能滑肠，二味俱泻肾经实火。丹溪有言曰：实火可泻，虚火可补，瘵证之火，虚乎实乎，泻之可乎？即知其宜补，而用药颇多疑难。如补脾保肺，法当兼行，然脾喜温燥，肺喜清润，保肺则妨脾，保脾则妨肺，须知燥热而甚，能食而不泻者，润肺当急而补脾亦不可缺也。若虚羸而甚，食少肠滑，虽多嗽喘，但当补脾而清润宜戒矣。脾有生肺之能，肺无扶脾之力，故补脾尤要于保肺也。尝见瘵证多死于泄泻，泄泻多由于寒凉，此至着至确者也。又如补肾扶脾，法当兼行，然甘寒补肾又恐不利于脾，辛温快脾又恐愈伤其水。两者并衡，较重脾土，以土能生金，金为水母故也。若肾大虚者，又不可拘，但补肾之中不脱扶脾，壮脾之中不忘养肾可耳。又如补气补血均不可少，然气药有生血之功，血药无益气之理也。故古之名论，或曰独阴不长，或曰血脱补气，或曰甘温能除大热，或曰阳生阴长，圣贤之意，皆以春夏之令可以发育，秋冬之气不能生长，且虚痨证受补者可治，不受补者不治。故朱丹溪专主滋阴，其治病方案，用人参者十有六七。葛可久神于治痨，其垂着十方，多用人参。自好古肺热伤肺，节斋服参必死之说，印定后人眼目，遂至畏人参如畏砒鸩，甘用苦寒，直至上呕下泄，犹不悔悟，良可憾矣。幸汪石山、李濒湖深指其误，详为之辨，而宿习沿流，极重难返，贻祸至今未有抵止。余所以不禁婆心，为之呕肝胆而揭日月也。须知肺经自有热者，肺脉必洪数，按之而实，未合用参。若火来乘金者，肺脉虽洪数，按之必软，金气大伤，非参不能保之。前哲洞窥元本，预知流弊而为之说曰：土旺而金生，勿拘拘于保肺，水壮而火熄，毋汲汲于清凉。奉此两言，开万世之聋聩，济无穷之夭枉矣。倘受病日深，中气已坏，药饵不可施功，针灸无所用巧，亟求胎息之工，鼓巽运坤，通任会督，发身中之造化，嘘既败之阳和，定燥夺命之奇，永致康和之福。尊生者其可以草木无功，遂委之命也哉。（《删补颐生微论·卷之二·虚劳论第十六》）

又如补肾理脾，法当兼行，然方欲以甘寒补肾，其人减食，又恐不利于脾；方欲以辛温快脾，其人阴伤，又恐愈耗其水。两者并衡而较重脾者，以脾土上交于心，下交于肾故也。若肾大虚，而势困笃者，又不可拘。要知滋肾之中，佐以砂仁、沉香，壮脾之中，参以五味、肉桂，随时活法可耳。（《医宗必读·卷之六·虚劳》）

7. 脾肺虚

三焦者，人身上、中、下元气之所在，其气即火，故名三焦。久咳不已，则伤其元气而邪受之，故咳而腹满不欲食。所以然者，三焦火衰不能生胃土也。土虚则三焦虚，邪皆入于胃。而万物归土之义关于肺者，言关系于肺也。土虚而不能制水，故多涕吐；肺衰则不能施降下之令，故面目浮肿而气逆也。（《病机沙篆·卷上·虚劳》）

8. 心肾虚

五脏虽皆有劳，心肾为多。心主血、肾主精，精竭血枯则劳成矣，惟宜滋养培补，调心益肾。雄、附之性峻烈，内乏精血，何堪当此。虽云壮火适足以发其虚阳，然又不可因其热而纯用寒凉以伤胃气。若过用热药者，犹釜中无水而进火也；过用寒凉者，犹釜下无火而添水也，非徒无益而反害之。宜十全大补汤、养荣汤、建中汤皆可选用。如左尺独虚者，六味丸壮水之主以制阳光；右尺不足者，八味丸益火之源以消阴翳。（《病机沙篆·卷上·虚劳》）

9. 气虚

又曰：痨则喘且汗出，内外皆越，故气耗矣。又曰：有所劳倦，形气衰少，谷气不盛，上焦不行，下脘不通，而胃气热，热气熏胸中，故内热。

【李中梓注曰】劳字从力从火，劳力则二火炎于高颠。气急而喘，内越也；气蒸而汗，外越也；内外皆越，故气耗矣。一劳则伤脾，脾主四肢，故困倦无气以动，脾主肌肉，故形气衰少；脾主消谷，脾虚不运，故谷气不盛。脾者，肺之母也，肺处上焦，主气以下布者也，土虚不能生金，则肺薄而浊气不能达于下脘，地气不升，天气不降，清气陷下，浊气逆上，故内热。此言气虚之痨也。（《医宗必读·卷之六·虚劳》）

10. 血虚

经曰：阴虚生内热。阴者，水之属也。肾水不足，则虚火燔炎，故内热。此言血虚之痨也。（《医宗必读·卷之六·虚劳》）

11. 气血虚

盖闻人之生也。负阴而抱阳，两者和则四体强，两者亏，则万病作。三因之证多端，而根本之伤独重。经曰：有所劳倦，形气衰少，谷气不盛，上焦不行，下脘不通，胃气热，热气熏胸中，故内热。此言气虚之痨也。又曰：阴虚生内热。此言血虚之痨也。《内经》之言虚痨，惟是气血两端。（《删补颐生微论·卷之二·虚劳论第十六》）

盖以《内经》为式，第于脾胃分主气血，约而该，确而可守也。夫人之虚，不属于气，即属于血，五脏六腑，莫能外焉。而独举脾、肾者，水为万物之元，土为万物之母，二脏安和，一身皆治，百疾不生。夫脾具土德，脾安则土为金母，金实水源，且土不凌水，水安其位，故脾安则肾愈安也。肾兼水火，肾安则水不挟肝上泛而凌土湿，火能益土运行而化精微，故肾安则脾愈安也。孙思邈云：补脾不如补肾。许学士云：补肾不如补脾。两先生深知二脏为人生之根本，又知二脏有相赞之功能，故其说似背，其旨实同也。救肾者必本于阴血，血主濡之，血属阴，主下降，虚则上升，当敛而抑，六味丸是也；救脾者必本于阳气，气主煦之，气为阳，主上升，虚则下陷，当升而举，补中益气汤是也。（《医宗必读·卷之六·虚劳》）

积劳吐血及久病之余，吐而多且不止者，并以独参汤主之，血脱补气之法也；如血从九窍齐出，亦脱也，以发灰、生蓟汁、人参汤调服止之；或血溢及触破被伤，遂如泉涌，惟用十全大补汤频频多服。（《病机沙篆·卷上·虚劳》）

或问：血虚自应补血，专以气药为主，得无左乎？答曰：血虚应投血药，乃为正法，但专用多用，中州有碍。至于以气药为主，似乎相左，不知《素问》无阳则阴无以生，仲景曰身热、亡血、身凉、脉凝、血虚，并加人参。盖血脱者须益气，为血不自生，须得阳和之药乃生，阳生而阴长也。若只用血药，则血无由而生矣。东垣云：人参甘温补脾，脾气旺则四脏之气皆旺，精自生而形自盛也。白飞霞云：人参多服，回元气于无何有之乡。凡病后气虚及肺虚喘嗽者，并宜用之。若气虚有火，宜与麦冬同服。杨起云：人参功载《本草》，人所共知。古方治肺寒以温肺汤，肺热以清肺汤、中满分消汤，血虚养营汤，皆用人参，庸医每谓人参不可轻用，诚哉庸也。自《本经》以至诸家谆谆言之，以气药有生血之功，血药无益气之理。可谓详切着明，奈何人不悟耶。（《病机沙篆·卷上·虚劳》）

张仲景曰：五劳虚极羸瘦，腹满不能饮食，食伤、忧伤、饮伤、房室伤、饥伤、劳伤、经络营卫气伤，内有干血，肌肤甲错，两目黯黑，缓中补虚，大黄䗪虫丸主之。大黄、䗪虫、桃仁、干漆、虻虫、水蛭、蛴螬以破瘀；地黄、芍药以润其干燥；甘草缓中；黄芩、杏仁利肺，盖肺主行营卫阴阳者也，肺气利则干血去而营卫行，营卫行则肌肉充而虚劳补矣。按：虚劳发热未有不由七情之内伤者，人之起居饮食之间，一失其节，即有所伤，何况拂逆心志、郁结暴怒，岂无血蓄耶？故以滋润之品治干枯，以唼血之物行死血，死血既去，病后可从事于滋补。仲景为医方之祖，不可不绎其言也。（《病机沙篆·卷上·虚劳》）

12. 阳虚

丹溪有言，实火可泻，虚火可补。痨证之火，虚乎实乎，泻之可乎？矫其偏者，辄以桂、附为家常茶饭，此惟火衰者宜之，若血气燥热之人，能无助火为害哉？（《医宗必读·卷之六·虚劳》）

经曰：春夏则阳气多而阴气少，秋冬则阴气盛而阳气衰……以秋冬夺于所用，下气上争，不能复，精气溢下，邪气因从之而上也。下气，身半以下之气；上争者，阳搏阴激也，身半以下之气亦引而上争；不能食，谓不能复归其经也；溢下者，阴精之气涌溢泄出；而上，因中部气衰从之而上乘其虚，故夺也。气因于中，阳气衰，不能渗其经络，阳气日损，阴气独在，故手足为之寒也。四肢诸阳之本，衰则俱衰，故合手足为寒厥也。（《病机沙篆·卷上·虚劳》）

止血分治：寒者温之，干姜灰、血灰。（《病机沙篆·卷上·虚劳》）

13. 阴虚

丹溪之论劳瘵主乎阴虚，未尝非也。阴虚之热，以其在午后子前，谚云朝凉暮热也。阴虚则汗从寐时盗出也；阴虚无以制火，则火气逆上，喘嗽而吐痰也；阴虚则脉浮大或沉虚也。四物汤加黄柏、知母主之。以四物补血，血为阴；又以知、柏降火，理固然也。不知后人以此概施，多致夭枉，不察变通而累丹溪也。盖川芎上窜，非火炎者所宜；地黄腻滞，非痰多食少者所宜；知母易于滑肠，黄柏易于败胃，暂投犹可，久用必伤。予今制一主方，以苡米、茯苓扶胃，且切降下之功；以桔根、陈皮行气，且有健脾之力；麦冬、五味保肺而有滋化之源；骨皮、丹皮除蒸而无寒凉之害；痰喘以桑皮、川贝；止血以童便、藕汁；泄泻以山药、莲肉；燥结以人乳、犁汁。此以甘凉之品，行降收之令，为初病者设也。若久病而百脉空虚，虚火亢炎，非甘温之品，不能复其真元，宜异功散是也；非濡润之物，不能滋其枯朽，地黄丸是也。若少气懒言，目昏面白，宜生脉散及甘桔汤频频啜之；若病久而结痰成积，腹胁常热，惟头面手足于寅卯时乍凉，宜六君子汤加姜汁、竹沥送滚痰丸三钱，先以汤润丸，令其易化，可分三次服，不得顿而过多。有面色不衰，肌肤不瘦，外若无病，内实虚伤，俗名桃花痊，须察其现在何症何脏受伤，而后治之。劳证久嗽咽痛失音，此乃下传上也；不嗽不痛，溺浊脱精，此乃上传下也，皆非吉兆。形色尪羸，阳事不禁，脉细无根，脉数无伦，死在旦夕矣。吐血分五脏：悲忧所致咳嗽吐血者，出于肺，二冬、二母、甘、桔主之；思虑所致痰涎带血者，出于脾，石解、生地黄、丹皮、甘草、陈皮、茯苓、黄芪、葛根主之；因惊所致而吐血者，出于心，丹参、生地、麦冬、当归、山药、茯神主之；因怒所致而吐血者，出于肝，柴胡、芍药、山栀、生地、丹皮、当归、沉香、枣仁主之；因房劳而咯血者，出于肾，生地、丹皮、黄柏、知母、阿胶、远志、茯苓主之；因中气失调，邪热在中而呕血者，出于胃，犀角、地黄、丹皮、甘草、元明粉主之。阳经之血色鲜红，阴经之血色猪肝。血本属阴，静而定者其常也，其行则潜如水流，而在下者亦常也，上行外出其变也。（《病机沙篆·卷上·虚劳》）

岐伯曰：酒入于胃，则络满而经脉虚，脾主为胃行其津液者也，阴气虚则阳气入，阳气入则胃不和，胃不和则精气竭，精气竭则不营其四肢也。阴，五脏之阴。阳，四肢之阳。阴气竭，五脏之阴竭也。此人必数醉若饱以入房，气聚于脾中不得散，酒气与谷气相搏，热盛于中，故热遍于身内而尿赤也。夫酒气盛而慓悍，肾气有衰，阳气独胜，故手足为之热。慓悍，强暴也；肾气，阴气也。（《病机沙篆·卷上·虚劳》）

14. 五脏虚

夫人之生也，阴血为营，阳气为卫，二者运行而无壅滞，病安从生。若力用不休，则龙雷二火逆僭至高，故劳字从火。曲运神机则心劳，而为虚汗怔忡；纵情房室则肾劳，而为骨蒸遗泄；恣睚善怒，则肝劳，而为痛痹拘挛；形冷悲哀则肺劳，而为上气喘嗽；动作伤形，思虑伤意则脾劳，而为少食多痰、形羸神倦。故劳者必至于虚，虚者必因于劳。（《病机沙篆·卷上·虚劳》）

《活法机要》云虚损之疾，有寒有热，皆因虚而感也。感寒则损阳，阳虚则阴盛，故损自上而下。一损损于肺，故皮聚而毛落；二损损于心，故血脉虚衰，不能营养脏腑，女人则月水不行；三损损于胃，故饮食不为肌肤。治之宜以辛甘淡。感热则损阴，阴虚则阳盛，故损自下而上。一损损于肾，故骨痿不能起于床；二损损于肝，故筋缓不能自收持；三损损于脾，故饮食不能消化也。按心肺损则色弊，肝肾损则形痿，脾胃损则谷不化也。如肺损而皮聚毛落者宜益其气，四君子汤；心肺俱损，皮聚毛落而血脉虚耗，宜益气和血，八珍汤；心肺胃俱损，饮食不为肌肤，十全大补汤；肾损骨痿者宜益精，金匮丸；肝损筋缓宜缓中，牛膝丸；肝肾脾俱损，益精缓中消谷，温肾丸；阳盛阴虚，肝肾不足，宜八味丸；瘦弱困倦，未辨阴阳，夏月宜六味丸，春秋宜加减八味丸，冬月八味丸。（《病机沙篆·卷上·虚劳》）

15. 补法禁忌

《内经》论，凡寒暑燥火六气之变，皆能失血，各当求责，若不察其所因，例以寒折，变乃生矣。

吐血之初，多宜大黄下之。夫血以下行为顺，上行为逆，盖因曲而为直也。然又曰亡血虚家，切禁下之，何也？宜下者，下于蓄妄之初。禁下者，禁于亡失之后。不可不明辨也。（《病机沙篆·卷上·虚劳》）

《玄珠》云：一水既亏，不胜五火，虚证蜂起，当先和解微下，次则调补。若邪气未除，便行补剂，邪入经络，良可叹也。惟无邪无积之人，按脉无力者，方可补之。（《病机沙篆·卷上·虚劳》）

（1）补气禁忌

或问：气有余便是火，补气之药能无助火乎？古云：正气与邪气原不两立，犹低、昂然，一胜则一负，正气旺则邪气无所容，如满座皆君子，一小人自无容身之地。

或问：人参补气，至王好古言其肺热伤肺，至节斋谓虚劳证服参者必死，天下皆称人参有毒，视参如蝎，其说是否？答曰：肺家本经有火，右寸大而有力，东垣谓热郁在肺者勿用。若肺虚而虚火乘之，肺已被伤，苟非人参，何以救之乎？故好古之说犹为近理，节斋之言胶柱鼓瑟，千古之罪人也。至谓人参有毒，庸俗多有是言，不知谁为作俑，真堪喷饭。（《病机沙篆·卷上·虚劳》）

（2）补血禁忌

春夏之令主生长，秋冬之令主肃杀，人皆知之。殊不知药之温者，行天地发育之德；药之寒者，象天地肃杀之刑。如四物加知柏，举世奉为滋阴上品、降火神丹，不知秋冬之气，非所以住万物者也。凉血之药常腻滞，非痰多食少者所宜；凉血之药常滋润，必至滑滞肠鸣。况知、柏苦寒，苦先入心，久而增气，反能助火。至于滑泄败胃，所不待言。丹溪云：实火可泻，虚火可补。试问劳证之火，属之虚乎？属之实乎？泻之可乎？昔有云：畏知柏如鸩毒，恐伐吾命根耳。如病初起而相火正隆，或燥渴而右尺滑大，亦暂投之却无妨也，若久用之则断乎不可。或问：血主濡润，四物汤岂非濡润而为血虚者之要药乎？答曰：血虚而燥用四物以濡之，未尝非合剂也，但恐用之久而多，则在上有泥膈夺食之忧，则在下有滑肠泄泻之患。且主秋冬之令，鲜发育之功也。（《病机沙篆·卷上·虚劳》）

近世治痨，专以四物汤加黄柏、知母，不知四物皆阴，行秋冬之气，非所以生万物者也。且血药常滞，非痰多食少者所宜；血药常润，久行必致滑肠。黄柏、知母，其性苦寒，能泻实火，名曰滋阴，其实燥而损血；名曰降火，其实苦先入心，久而增气，反能助火，至其败胃，所不待言。（《医宗必读·卷之六·虚劳》）

16. 预后

寸口脉浮而迟，浮则为虚，迟则为痨。左手脉细，右手浮大劲急，为正虚邪盛，必死。久病沉细而数者死。中空外急，此名革脉，妇人半产漏下，男子亡血失精。脉结者，三年内必死。脉沉者，三月内必死。（《医宗必读·卷之六·虚劳·脉法》）

虚痨不服参芪，为不受补者死。痨嗽声哑者死。一边不能睡者死。痨证久泻者死。大肉去者死。吐血浅红色似肉似肺，谓之咳白血，必死。（《医宗必读·卷之六·虚劳·死证》）

【医案】

社友姚元长之内，久患痞积，两年之间，凡攻击之剂，无遗用矣，而积未尽除，形体尪羸。余闻之而告其友曰：积消其半，不可伐矣，但用补汤（疑为补中益气汤。编者注），元气一复，病祟全祛耳。元长信之，遂作补丸，服毕而痞果全消。（《医宗必读·卷之七》）

编者注：患者痞积屡用攻伐，邪实未去，正虚大伤，形体尪羸。李氏纯用补法，做丸服用，慢病缓图，得以收功。

太史李集，虚劳而无度，醉而使内，汗发知雨，痰涌如泉，脉沉而涩，两尺为口，余语伊修杨玄润曰：涩脉见于痰家，实艰于治，况尺涩更甚，伤精之象也，在法不治。勉用六君子合补中数剂小效，众皆喜。余曰：涩象不减，按重无根，有日无月矣，果越十六日而殁。（《里中医案·李集虚劳》）

编者注：患者过劳，嗜酒加之房劳过度，脾肾两虚，精亏津耗，根本不顾，故脉沉而涩，且两尺尤甚，勉用补中益气汤加半夏、茯苓补虚化痰，虽有小效，然脉仍沉而细涩，未见好转，又云脉法无根，凭脉象判断预后，未见可生之机，果十余日而殁。

邑宰何金阳（福建邵武府人，名望海）令郎虚损，已濒于危，见余拙刻《微论》《药解》《脉象》诸书，遣使聘余。手书云：尝闻一命之士，存心爱物，于人必有所济，况老先生天地万物为体，分医国之余，著述嘉刻，皆本性命而立言，望海（指何望海，编者注）神交，深知云间有李先生东垣（指金元名医李杲，编者注）再来也。缘小儿天根久耽书癖,昕夕穷神,而不自节,气暴阴伤,形瘁于劳,精摇于梦,汗出乎寐,而柴栅其中,饵药历岁,毫末无功,不远数千里,专迓台车。俯矜望海,枞杜单传。年几半百,仅举独子。顾其羸顿,焦腑俱焚。伏读老先生《广嗣论》中一旦至我而斩之语,念之大惧,不自知其涕洒之沾襟也。以是乞刀圭如仙掌金茎,一洒甘露,起骨而肉之。仰惟仁人君子,必不遐遗,则小儿至此有生之年,皆老先生引手之赐也。金石可销,此心不晦。再造之天,敢忘衔结耶! 余其言,遂往,比至而病益进矣,简其所服,以四物、知、柏为主,亲、连、二冬为加减。诊其脉大而数,按之极软。余曰:中气大寒,反为药苦矣。乃以归脾汤入肉桂一钱,人参五钱。当晚得熟寐,居十日而汗止精藏,更以还少丹(山药、牛膝、远志、山茱萸、茯苓、五味子、巴戟天、肉苁蓉、菖蒲、楮实、杜仲、茴香各一两,枸杞子、熟地黄各二两。久服令人悦颜,轻健不老。大补心肾脾胃,一切虚损;主治脾肾虚寒,饮食少思,发热盗汗,遗精白浊,真气亏损,肌体瘦弱等。编者注) 兼进,补中益气(补中益气汤,编者注) 间服,一月而瘳。(《医宗必读·卷之六》)

编者注:思虑伤神则流淫不止,思想伤阳,何邑宰之子,盗汗遗精,虚损已濒于危。诊其脉大而数,按之极软。此为中气大寒。乃以归脾汤入肉桂一钱,重用人参,益气温阳,补心益脾,养血安神。当晚即熟睡,十日汗止精藏。继以还少丹兼进补中益气汤,补益脾肾,坚持服一月而病瘳。

第一节　肺系病证

一、外感

发热,恶风,恶寒,头痛,身痛,腰脊强,目痛,鼻干,不寐,胸胁痛,耳聋,寒热,呕吐,脉浮而大,或紧或缓。有汗,脉浮缓,表虚也;无汗,脉浮紧,表实也。(《医宗必读·卷之五·表证》)

【医案】

郡侯陈莲石，易于感冒，得风剂乃安。频发频服，四五年矣。余曰：脉大如波涌，软若美肥，表虚而玄府不密也。日散其邪，是开门延寇矣。制玉屏风散三斤，剂毕而永不再发。（《里中医案·陈莲石感冒》）

编者注： 本案为气虚感冒，得风剂遂安，实乃治标之法，因本气虚，故而频发，且历时长达 4～5 年。本虚阳不固密，肌腠空虚，容易感邪，因此固本为要，故用玉屏风散（黄芪、白术、防风）补气健脾，扶正固本，疏散风邪，久服乃治本之法也。

休邑吴文哉，伤寒发躁，面赤足冷，时时索水不能饮，且手扬足掷，难以候脉。五六人制之就诊，则脉大而无伦，按之如无。余曰：浮大沉小，阴证似阳，谓之阴躁，非附子理中汤不可。伊弟日休曰：不用柴胡、承气，不用三黄、石膏，反用热剂耶。余曰：内真寒而外假热，服温补犹救十中之七。日休卜之吉，乃用人参四钱，熟附一钱，白术二钱，干姜一钱，甘草八分，煎成冷服之。甫一时许，而狂躁少定，数剂而神清气爽。（《医宗必读·卷之五》）

编者注： 本案真寒假热，阴证似阳，脉浮大沉小，李氏辨证准确，故用附子理中汤温阳散寒，阴平阳秘，补阳之法，效如桴鼓。

二、咳嗽

1. 肺虚

经年久嗽，服药不瘥，余无他证，与痨嗽异，一味百部膏。

本事鳖甲丸（五味子、鳖甲、地骨皮。编者注）主治虚劳咳嗽，耳鸣眼花。（《医宗必读·卷之九·咳嗽·分条治咳法》）

2. 脾虚

脾虚倦怠者，六君子汤。（《医宗必读·卷之六·虚劳·咳嗽》）

3. 肾虚

咳嗽烦冤，八味丸（即金匮肾气丸。编者注），安肾丸（肉桂、乌头、桃仁、蒺藜、巴戟天、山药、茯苓、肉苁蓉、石斛、草薢、白术、补骨脂，治肾虚咳逆。编者注）。暴嗽诸药不效，大菟丝子丸（菟丝子、泽泻、鹿茸、石龙芮、肉桂、附子、石斛、熟地黄、茯苓、巴戟天、牛膝、肉苁蓉、山茱萸、续断、茴香、防风、杜仲、补骨脂、荜澄茄、沉香、覆盆子、桑螵蛸、五味子、川芎。编者注），不可以其暴嗽而疑遽补之非。（《医宗必读·卷之九·咳嗽·分条治咳法》）

4. 脾肺虚

在老人虚人，皆以温养脾肺为主，稍稍治标可也。若欲速愈而亟攻其邪，因而危困者多矣，可不谨诸。（《医宗必读·卷之九·咳嗽》）

5. 脾肾虚

然治表者，虽宜动以散邪，若形病俱虚者，又当补中益气而佐以和解，倘专于发散，恐肺气益弱，腠理益疏，邪乘虚入，病反增剧也；治内者，虽宜静以养阴，若命门火衰，不能归元，则参、芪、桂、附在所必用，否则气不化水，终无补于阴也。（《医宗必读·卷之九·咳嗽》）

观音应梦散（人参、胡桃、生姜、大枣。编者注）定嗽止喘。

止嗽补虚方（胡桃仁、杏仁、山药、牛骨、蜂蜜。编者注）。（《医宗必读·卷之九·咳嗽·分条治咳法》）

【医案】

青溪陈县尊名镳夫人，蒸热干咳，肌体骨立，服滋阴降火而食减泄泻。余曰：脉状如丝，阳气虚也，以补中益气加肉果、诃子、干姜，月余而泻止减咳矣。（《里中医案·陈昙尊名镳夫人蒸热干咳，肌体骨立》）

编者注：本案干咳蒸热，肌体骨立，被误诊为阴虚火热，误投寒凉之剂，食减泄泻。李氏辨为中气不足，脾胃虚寒，用补中益气汤加干姜、肉豆蔻健脾益气，培补后天，温中散寒，涩肠止泻，坚持月余而获效。

文学金伯含，三年吐血，计二冬、二母、四物之类，不啻五百剂。形容憔悴，面色痿黄，咳嗽喘急，每岁必吐血数次，渐至一月而吐五六次，苦不可支，悉简所服方案，专来商治。余细诊之，沉而不浮，尺小于寸，右弱于左，色夭而血黯，不觉喟然叹曰：此阳气本虚，寒凉复伤之，肃杀之气，色脉并告矣，夫复何疑！遂用生脉散加肉桂一钱，熟附子一钱，甘草五分，一剂而安然，再剂而嗽减。

伯含曰：温剂若不相宜，助体瘦，幼科多以退热消积治之，女科多以通经行血治之，大方以为虚而议补，俱不效。比余视之，脉大而尺独数，肌肤甲错，为小肠有痈脓已成而将溃矣。亟与葵根一两、皂刺二钱，银花三钱，甘草节一钱，陈皮二钱。再剂而脓血大溃，更以太乙膏同参、芪治之，一月始安。（《删补颐生微论·卷之四》）

编者注：本案吐血误用苦寒伤阳，形容憔悴，面色痿黄，脉沉而不浮，尺小于寸，右弱于左，此为气阳两虚。故用生脉饮合桂附益气温阳复脉，肺脾肾得以温补，咳嗽气喘缓解。根据文义，因无腹痛故应为肺痈，遂投清热透脓之药，兼用参芪补气扶正而安。

文学金伯含，咳而上气，凡清火润肺化痰理气之剂，几无遗用，而病不少衰。余诊其肾脉大而软，此气虚火不归元。用人参三钱，煎汤送八味丸五钱，一服而减。后于补中益气汤加桂一钱、附子八分，凡五十剂，及八味丸二斤而瘳。（《医宗必读·卷之九·咳嗽·医案》）

编者注：本案脾肾俱虚为本，咳嗽为标，故用八味丸加人参补肾为主，兼以健脾；复用补中益气汤加桂附健脾为主，八味丸温补肾阳；气阳并补，坚持服用五十剂及八味丸二斤方瘳。

郡候王敬如（王敬如与《医宗必读·小便闭癃案》中郡守王镜如应为同一个人。编者注），患痰嗽，辄服清气化痰丸，渐至气促不能食。余曰：年高脾土不足，故有是证，若服前丸，则脾土益虚矣。投以六君子汤（人参、白术、茯苓各一钱，半夏、橘红各一钱五分，炙甘草五分，生姜五片。编者注）加煨姜三钱、益智一钱五分，十剂而痰清，更以前方，炼蜜为丸，约服一斤，饮食乃进。（《医宗必读·卷之九》）

编者注：本案为痰饮咳嗽，李氏却见痰休治痰，采用朱震亨实脾土燥脾湿之法及仲景温药和之治痰原则，而用六君子汤健脾温中，补肾助阳，理气燥湿治本，并以丸剂长期坚持，杜绝生痰之源，未投止咳之药而咳止。

三、喘证

1. 气虚阴虚

愚按：《内经》论喘，其因众多，穷不越于火逆上而气不降也。挟虚者亦有数条，非子母情牵，即雌摊肆虐，害乎肺金之气，使天道不能下济，而光明者孰非火之咎耶？虽然火则一而虚实则分。丹溪曰：虚火可补，参芪之属；实火可泻，芩连之属。每见世俗一遇喘家，纯行破气，于太过者当矣，于不及者可乎？余尝论证，因虚而死者十九，因实而死者十一。治实者攻之即效，无所难也；治虚者补之未必即效，须悠久成功，其间转折进退，良非易也。故辨证不可不急，而辨喘证为尤急也。巢氏、严氏止言实热，独王海藏云，肺气果盛，则清肃下行，岂复为喘？皆以火烁真气，气衰而喘，所谓盛者，非肺气也，肺中之火也。斯言高出前古，惜乎但举其端，未能缕悉，请得而详之。气虚而火入于肺者，补气为先，六君子汤、补中益气汤。阴虚而火来乘金者，壮水为亟，六味地黄丸。（《医宗必读·卷之九·喘》）

宁肺汤（人参、当归、白术、熟地黄、川芎、白芍药、五味子、麦门冬、桑白皮、茯苓、炙甘草、阿胶。编者注）主治营卫俱虚，发热自汗，喘嗽。（《医宗必读·卷之九·喘》）

2. 血虚

治渴必须益血，盖血即津液所化，津液既少，其血必虚，故须益血。凡吐血之后，多必发渴，病生于血虚也。（《病机沙篆·卷上·痰喘》）

3. 肾虚

痰火上壅，喘嗽发热，足反热者，服消痰降火药必死，宜量其轻重，用人参一两，少则三五钱，佐以桂、附煎汤候冷饮之，立愈。韩懋所谓假对假、真对真也。然此实由肾中真水不足，火不受制而炎上。归、附火类也，下咽之初，借其冷意暂解郁热，及至下

焦热性始发，从其窟宅而招之。同气相求，火必下降，自然之理也。苟非人参君之，则不能奏功。(《病机沙篆·卷上·痰喘》)

肾虚火不归经，导龙入海，八味丸主之。肾虚水邪泛滥，逐水下流，金匮肾气丸。(《医宗必读·卷之九·喘》)

【医案】

太学邹中涵，久困痰喘，痰中时或带血，服清金保肺、降火滋阴无益。余曰：阳强而阴弱，本于中气不足，而虚炎干清肃之司也。若血家之药，投在上苦腻膈，在下苦滑润矣。中涵曰：胸中滞闷，已非朝夕，肠胃近滑泄矣。遂煎参术膏（人参、白术、薏苡仁、莲子、黄芪、茯苓、神曲、泽泻、炙甘草。编者注)，日暮同二陈汤服，喘嗽咸宁。(《里中医案·邹中涵喘嗽》)

编者注：本案为痰喘之证。李氏认为此病因虚而死者十九，因实而死者十一。治实者攻之即效，无所难也；治虚者补之未必即效，须悠久成功。所以李氏用参术膏以补其虚，乃治本之法，早晚配合二陈汤化痰以治标。喘嗽渐愈。

相国杨义老，历吾郡督兑时，与余有生平，垂顾就诊，极言痰气作楚，喘急而不能食，遍体作痛，服清气化痰无异服水，何也？余曰：岂止无益，翻受害矣。肥人气居于表，中气必虚，脾弱不能胜湿，气虚不能健运，是以多痰而喘，盍用四君子加星、夏，佐以姜汁，可数剂已也。遂恪服之。计下车至起行凡七日，而痰喘果平。(《删补颐生微论·卷之四·医案论第二十三》)

编者注：本案为脾胃虚弱，健运失司，湿胜聚而成痰，贮藏于肺，阻塞气道，肺失肃降，是以多痰而喘，其本为脾胃虚，补脾土绝痰源，畅气道，复肃降。故以补气为先，用六君子汤补气健脾，加苍术、南星、姜汁以增强化痰之功，标本兼治，数剂痰喘即止。

吴门孝廉王征明，喘咳吐血十余年，余曰：脉浮而濡，是金脏既薄而飞风客之，为处薄荷二钱五分，人参、麦冬各三钱，桔梗、苏子、甘草各一钱，橘红、茯苓各八分，二剂效，三月而除根。(《里中医案·王征明喘咳吐血》)

编者注：患者喘咳吐血十余年，病程之长，正虚可知。本虚脉浮，虚则邪易客之，故养肺气、益肺阴，兼疏风热、宣降肺气，二剂起效，三月病瘥。

太学朱宁宇，在监时喘急多痰，可坐不可卧，可俯不可仰，惶急求治。余曰：两尺独大而软，为上盛下虚。遂以地黄丸（六味地黄丸。编者注）一两，用桔梗三钱、枳壳二钱、甘草一钱、半夏一钱，煎汤送下，不数剂而安。（《医宗必读·卷之九》）

编者注：喘痰甚急，难卧而不可仰，病属上盛下虚。下虚用六味地黄甘寒滋味治痰本，上盛以桔梗、半夏、枳壳、甘草开宣肺气，化痰平喘以治标，上下兼顾，治下为主，喘痰遂止。

吴门张饮光，发热干咳，呼吸喘促，服苏子降气，改服八味、理中。余曰：两颊俱赤，六脉数而有力，金木两家蕴热不得越也。用逍遥散济以秋石，地黄丸济以龟胶，历岁不息，乃克全功。（《里中医案·张饮光发热干咳喘促》）

编者注：本案发热颊赤，六脉数而有力，干咳喘促，八味、理中不效。乃是阴虚阳实。故用逍遥散发越郁火治标，龟胶地黄丸济阴固本，一年方才收功。李氏用逍遥散散火，而非清火降火，实乃奇思妙想，对治疗火热病具有重要的启示。

社友宋敬夫令爱。中气素虚，食少神倦，至春初忽喘急闷绝，手足俱冷，咸谓立毙矣。余曰：气虚极而金不清肃，不能下行，非大剂温补，决无生理。遂以人参一两，干姜三钱，熟附子三钱，白术五钱，一服即苏。后服人参七斤余、姜附各二斤，痊愈不复发。（《医宗必读·卷之九·喘·医案》）

编者注：此案患者气虚之极，肺气不能清肃下行，故喘急闷绝，手足俱冷，非人参君之，则不能奏功。李氏以大剂温补起此重症，方用人参一两，干姜三钱，熟附子三钱，白术五钱，一服即苏，足见其在危急重症治疗中胆识过人。此患后服人参七斤余、姜附各二斤，单就七斤人参言之，反应其虚损确重，但从另一角度看，亦非一般贫寒人家所能承受。

王邃初，老于经商，患哮喘者二十年。舟次谈及，余谓年望六十难治，及诊脉尚有神，右寸浮滑，是风痰胶固于太阴之经。以杏仁、防风、甘、桔、白芥子、麻黄，三剂而病状减。因以丹溪治哮丸与之，仍日进六君子汤，连服无间，经年而愈。(《里中医案·王邃初哮喘》)

编者注：本案患者年近花甲，正气日衰，风痰胶固，宣降失职，痰阻气道，哮喘已二十年。标急先治，止咳平喘，祛痰通络，症状得缓。遂用六君子汤与治哮丸，健脾杜绝痰源，扶正治哮，历时一年方收全功，二十年哮喘方才瘥愈。这对治疗慢性病，提供了一个很好的思路，久病久治，而非急功近利，否则难有寸功。

文学顾明华，十年哮嗽，百药无功，诊其两寸数而涩，余曰：涩者，痰火风寒，久久盘据，根深蒂固矣。须补养月余，行吐下之法，半年之间，凡吐下十次，服补剂百余，遂愈。更以补中益气为丸，加鸡子、秋石，服年许，永不复发。(《医宗必读·卷之九·喘·医案》)

编者注：十年哮嗽，久病无疑，脉数而涩，正虚邪实，痰火风寒，盘根错节，根深蒂固，治疗棘手。攻补兼施，补泻结合，方是正途。李氏采用先补后泻，泻用吐下；半年之间，补剂计服百余，吐下实施十次，十年哮嗽方瘥。为防止复发，继用补中之剂为丸，日复一日，历时一年巩固，后不再复发。可见治疗久病何其难也！不仅医生医术高明，还需患者信任与配合，否则难收全功。本案李氏灵活变化使用补吐下三法，是在学习李氏应用补法治疗虚损时需要尤为注意的。

邑宰夏仪仲太夫人，年已八秩。戊寅新夏，仪仲远任闽邑，忧思不已，偶因暑浴，遂患发热头痛。医者以为伤寒，禁其食而肆行解散，越三日气高而喘，汗出如洗，昏冒发厥，业已治凶事，始问治于余。余诊其脉，大而无力，乃为之辨曰：外感发热，手背为甚；内伤发热，手心为甚。外感头痛，常痛不休；内伤头痛，时作时止。今头痛无定而手背不热，是与虚也，与外邪无涉。即进食补中，犹惧或失之，反禁食攻表，安得不败乎？遂用人参、黄芪各五钱，白术、半夏各二钱，橘红一钱，甘草六分。原医者为之咻曰：喘为气逆，此药到咽，即不可救。举家惊疑不决，余百口陈辨，甫投一剂，喘汗减半，更倍用参、术二剂，症减七八，惟饮食不进耳。余曰：火衰不能生土，但于原方加附子一钱五分，干姜一钱。十剂而食进，调理三月，计用参二斤而安。（《删补颐生微论·卷之四·医案论第二十三》）

编者注： 耄耋之年，思儿成疾，盛暑浴后当风，发热头疼，乃气虚发热，前医误以伤寒投风剂发散且令禁食，汗则亡阳耗气，禁食脾无化源，气虚更甚，故而大汗喘促，神志昏倦，脉大无力，已成危候。李氏力排众议，食药同用，补脾益肺，固表止汗以治本，二陈汤祛痰平喘以治标，虑及他医之异，人参、黄芪各用五钱，一剂而喘汗差减；继而倍用参至一两，而他医不敢再非议，并加附子干姜易煨姜，脾肾并补，温阳化饮祛湿蠲痰，服两月收功。李氏治虚重视后期调理，对于巩固疗效具有重要的意义，值得借鉴和学习。

第二节　心系病证

一、心悸

1. 心虚

心忪也，筑筑然跳动也。经曰：心痹者脉不通，烦则心下鼓。

【李中梓注曰】闭而不通，病热郁而为涩，涩成则烦，心下鼓动。鼓者，跳动如击鼓也，五痹汤（人参、茯苓、当归、白芍药、五味子、白术、细辛、甘草、生姜。编者注）加茯神、远志、半夏。

愚按：经文及《原病式》云：水衰火旺，心脚跳动，天王补心丹主之。（《医宗必读·卷之十·悸》）

人之所主者心也，心之所主者血也。心血消亡，神气失守，则宅舍空虚，痰因以客，此怔忡之所由作也。心中惕惕然跳，筑筑然动，怔怔忡忡，不能自安，即所谓悸也，一属虚，一属饮。虚由阳气内虚，心神不足，内动为悸，宜人参、白术、黄芪、甘草、茯神以养心气；虚由阴气内盛，火即妄动而悸，宜参、麦、生地、归身、龙眼以养心血。饮由水停心下，侮其所胜，心君畏水不能自安，故惕惕而悸，宜茯苓、白术、半夏、橘红、茯神以清其痰饮；或有汗吐下后，正气内虚，以致怔忡者，宜参、芪、术、草、归、芍之类以补其耗散之气血；亦有邪气攻击而悸者，宜审其为何邪而攻去之。又有脉来结代，是营卫不行，非补气血生津液者不能治也。（《病机沙篆·卷下·怔忡惊悸恐》）

脉代结，心动悸，炙甘草汤。汗多叉手冒心，悸欲得按，桂枝甘草汤。汗后脐下悸，欲作奔豚，此心虚而肾气发动，茯苓桂枝甘草大枣汤。（《伤寒括要·卷上·惊悸》）

火劫汗，亡阳，惊狂，桂枝去芍药，加蜀漆、龙骨、牡蛎救逆汤。（《伤寒括要·卷上·惊悸》）

2. 脾虚

二三日悸而烦者，小建中汤。（《伤寒括要·卷上·惊悸》）

霍乱心悸，理中丸加茯苓。（《伤寒括要·卷上·惊悸》）

胃虚则恐，必宜六君子汤主之；怵惕思虑则伤神，神伤则恐惧自失，归脾汤主之。（《病机沙篆·卷下·怔忡惊悸恐》）

经曰：在脏为肾，在志为恐。又云：（精气）并于肾则恐。

【李中梓注曰】恐者，肾之情志，下章之言他藏者，亦莫不系于肾也。肝藏血。血不足则恐。肝者，肾之子也，水强则胆壮，水薄则血虚而为恐矣。胃为恐。胃属土，肾属水，上邪伤水，则为恐也。

心怵惕思虑则伤神，神伤则恐惧自失。

【李中梓注曰】心藏神，神伤则心怯，所以恐惧自失，火伤畏水之故。（《医宗必读·卷之十·恐》）

3. 肾虚

太阳病汗出不解，发热心悸，头眩，身𥆧动，振振欲擗地，真武汤。（《伤寒括要·卷上·惊悸》）

按：经文论恐，有肾、肝、心、胃四脏之分。而肝胆于肾，乙癸同源者也；胃之于肾，侮所不胜者也；心之于肾，畏其所胜者也。故恐之一证，属肾之本志，而旁及于他脏，治法则有别焉。治肾伤者，宜味厚，枸杞、远志、地黄、山茱萸、茯苓、牛膝、杜仲之属。（《医宗必读·卷之十·恐》）

经云：精气并于肾则恐。地黄、天冬、枸杞、远志、茯苓。（《病机沙篆·卷下·怔忡惊悸恐》）

4. 心脾虚

怵惕思虑则伤神，神伤则恐惧自失，归脾汤主之。（《病机沙篆·卷下·怔忡惊悸恐》）

健忘者，肠胃实而心虚，心虚则营卫留于下，久之不以时上，故善忘，归脾汤加升、柴、大枣。（《病机沙篆·卷下·怔忡惊悸恐》）

思虑过度，痰迷心窍而善忘者，归脾汤加橘、半、枳、术、茯神、朱砂。（《病机沙篆·卷下·怔忡惊悸恐》）

有所忧虑便怔忡者，属虚，归脾汤主之。（《病机沙篆·卷下·怔忡惊悸恐》）

5. 心肾虚

瘦人多血虚，肥人多气虚或痰饮。阴火上冲，怔忡不已者，甚则头晕眼花，齿发脱落，或见异物鬼神之类，或腹中作响，皆宜滋阴降火，宜六味加知、柏、茯神、枣仁养心之品。日服降火药不愈者，是无根失守之火，宜八味丸。（《病机沙篆·卷下·怔忡惊悸恐》）

肾盛怒而不止则伤志，志伤则喜忘其前言，地黄、归、芍、丹皮、远志、茯、杞、天冬。（《病机沙篆·卷下·怔忡惊悸恐》）

6. 脾肾虚

肾虚而恐，人参、黄芪、白术、元参、黄柏（盐水炒）、当归、熟地等。（《病机沙篆·卷下·怔忡惊悸恐》）

7. 肝肾虚

肝胆俱虚，百药不效，鹿角胶酒化，空腹下五钱，极妙。古人所谓肝无虚，不可补，补肾即所以补肝也。肝藏血，血不足则恐，四物汤加山萸、枣仁、丹参、圆肉。（《病机沙篆·卷下·怔忡惊悸恐》）

治肝胆者，宜养阴，枣仁、山茱萸、牡丹皮、白芍药、甘草、龙齿之属。（《医宗必读·卷之十·恐》）

8. 气虚

治阳明者，壮其气，四君子汤倍用茯苓。（《医宗必读·卷之十·恐》）

9. 血虚

心之所主者神也，神之所依者血也，心血一虚，神气失守，则舍空而痰水客之，此惊悸之所由作也。惊者惕惕然不宁，触事易惊，气郁生痰也。悸者筑筑然跳动，盖以心虚则停水，水居火位，心实畏之，故怔忡而不能自安也。（《伤寒括要·卷上·惊悸》）

胸中否塞，不能饮食，心中如有所怯者，喜居暗室或倚门后，见人即畏避无地，此名卑慄之病，专由于血不足也，宜人参养营汤加藿香、谷芽。（《病机沙篆·卷下·怔忡惊悸恐》）

10. 阴虚

心为君火，包络为相火，火为阳，阳主动，君火之下，阴精承之，相火之下，水气承之，如是则动得其正。而清净光明为生之气也，若之所承，则烦热而为怔忡，当补其不足以安其神气，未瘥则求其属以衰之，壮水之主以制阳光也。各脏有疾，皆能与包络之火合动而为怔忡，随其所犯而补泻之，更须从包络而调之平之。如各脏移热于心，以致胞络火动者，治亦如之。（《病机沙篆·卷下·怔忡惊悸恐》）

二、 不寐

1. 脾虚

经曰：卫气留于阳，则阳气满，不得入于阴，则阴气虚，故目不瞑也。卫气留于阴，则阴气盛；不得入于阳，则阳气虚，故目闭也。《难经》云：老人卧而不寐，少壮寐而不寤。少壮者，血气盛，肌肉滑，气道通，营卫之行不失于常，故昼日精夜不寤也。老人血气衰，气肉不滑，营卫之道涩，故昼日不能精，夜不得寐也。经曰：诸水病者，故不得卧，卧则惊，惊则咳甚。阴虚目不瞑，《内经》饮以半夏汤一剂，阴阳已通，其卧即安，以流水千里以外者八升，扬之万遍，取五升，炊以苇薪，沸则置秫米一升，半夏五合，徐炊，令竭为一升半，去滓饮汁一小杯，日三服，以知为度。病新发者，覆杯则卧，汗出已矣。久者三饮而已矣。又云：胃者六腑之海，其气下行，阳明逆，不得从其道，故不得卧也。故曰胃不和则

卧不安,此之谓也。白术、陈皮、茯苓、砂仁、生姜。(《病机沙篆·卷下·不能寐》)

2. 肝虚

仲景治虚烦不眠,酸枣汤主之,枣仁、甘草、知母、茯苓、川芎、生姜。(《病机沙篆·卷下·不能寐》)

3. 心脾虚

脾虚不眠,寒也,枣仁炒末,竹叶汤调服。(《病机沙篆·卷下·不能寐》)

4. 心肾虚

虚劳烦热不得眠,枣仁二两(研),水二盏,绞汁同半夏二合煮糜,入地黄汁一合再煮,时时与服。(《病机沙篆·卷下·不能寐》)

5. 气阴虚

愚按:《内经》及前哲诸论详考之,而知不寐之故,大约有五:一曰气虚,六君子汤加酸枣仁、黄芪。一曰阴虚,血少心烦,酸枣仁一两、生地黄五钱、米二合,煮粥食之。一曰痰滞,温胆汤加南星、酸枣仁、雄黄末。一曰水停,轻者六君子汤加菖蒲、远志、苍术,重者控涎丹。一曰胃不和,橘红、甘草、石斛、茯苓、半夏、神曲、山楂之类。大端虽五,虚实寒热,互有不齐,神而明之,存乎其人耳!(《医宗必读·卷之十·不得卧》)

【医案】

少司丞张侗初,善怒善郁,且酬应繁剧,胸中痛甚,夜不成寐。医用菖蒲、枳、朴、木香、豆蔻,殊不知此证属虚,虚则浊阴不降,神气失守,故痛不寐也。遂以归脾汤倍加人参、当归,不十剂而胸次快然安寝。(《里中医案·张侗初胸痛不寐》)

编者注: 善怒善郁伤肝,酬应繁剧伤脾,脾虚生化乏源,血少肝无所藏,肝脾两虚,心神失养,郁则血不通畅而痛,故痛且不寐。归脾汤倍加人参、当归补气健脾,养血活血,木香安神而寐;肝有所藏,神有所养,血循常道,通则不痛,不梦寐魇寐,胸次快然安寝。治本治法,未用专门安神之品,值得借鉴。

三、 健忘

1. 心脾虚

思虑过度，归脾汤。(《医宗必读·卷之十·健忘·治法》)

思虑伤脾，归脾汤，挟痰加姜汁、竹沥。(《病机沙篆·卷下·健忘》)

2. 脾虚

精神衰倦，人参养荣汤（白芍药、人参、陈皮、黄芪、肉桂、当归、白术、甘草、熟地黄、茯苓、五味子、远志。编者注），宁志膏（人参、酸枣仁、朱砂、乳香、薄荷。编者注）。(《医宗必读·卷之十·健忘·治法》)

3. 心肾虚

经曰：上气不足，下气有余，肠胃实而心气虚，虚则营卫留于下，久之不以时上，故善忘也。

【李中梓注曰】上气者，心家之清气也；下气者，肠胃之浊气也。营卫留于下，则肾中之精气不能时时上交于心，故健忘。

肾盛怒而不止则伤志，志伤则喜忘其前言。

【李中梓注曰】怒本肝之志，而亦伤肾者，肝肾为子母。气相通也。肾藏志，志伤则意失而善忘其前言也。

血并于下，气并于上，乱而喜忘。

【李中梓注曰】血并于下，则无以养其心，气并于上，则无以充其肾。水下火上，坎离不交，乱其揆度，故喜忘也。愚按：《内经》之原健忘，俱贵之心肾不交，心不下交于肾，浊火乱其神明，肾不上交于心，精气伏而不用。火居上则因而为痰，水居下则因而生燥。扰扰纭纭，昏而不宁，故补肾而使之时上，养心而使之善下，则神气清明，志意常治，而何健忘之有？(《医宗必读·卷之十·健忘》)

4. 气血虚

精神短少，人参养营汤，参、芪、术、草、熟、芍、归、苓、桂心、远志、五味、陈皮、姜、枣。(《病机沙篆·卷下·健忘》)

四、谵语神昏

气虚

气虚独言，脉无力者，补中承气汤。虚则郑声，盖郑重频烦，语言谆复也，谓止将一事，频烦谆复，不能如谵语之数数更端也。成注为郑卫之声误矣。四逆脉微，郑声，四君子汤。甚者参附汤，送黑锡丹。补气（《伤寒括要·卷上·谵语》）

【医案】

吴门金宪郭履台，年高入房，昏倦不食。医知其虚，服补中益气汤加姜、桂，不效。遣使迎余，兼夜而往视之，目不能瞬，口不能言，肌体如烙。余曰：脉大而鼓，按之如无，真气欲绝，正嫌病重而药轻耳。以人参三两，熟附三钱，煎液，半日饮尽，目开。再剂能言笑，数日神气渐复。用大剂补中，兼服八味丸，五十日而起。（《里中医案·郭履台昏倦不食》）

编者注：本案患者年高又加房事，以致昏倦不食，他医辨证准确，知是虚损之证，但用补中益气汤加姜、桂，不效。李氏认为诊断无误，病重而药轻。因为患者目不能瞬，口不能言，肌体如烙，是气虚为主，真寒假热，虚阳亢奋，参附汤为对证之方，大剂人参大补元气，少量回阳救逆，方才扭转乾坤。继之，给予大剂补中，兼服八味丸，五十日而起。补虚之难，由此可见一斑。

盟友张萃甫之妾，产后蒸热昏困，不进食者半月有奇，口不能言，身不能动，业已瞑目而治凶具（指棺材。编者注）。余闻而往，诊之寸关已不可见，左尺犹瞥瞥如羹上肥珠。余曰：症虽万无一生，脉可百中救一。以人参五钱，煨姜五钱煎汤，磨琥珀丸抉口灌之。一服目开，再服能言，三服而进浆粥遂愈。（《里中医案·张萃甫之妾产后蒸热，昏困不食》）

编者注：患者产后发热半月余，脉之寸关已不可见，乃是急危重症。产后多虚、产后多寒、产后多瘀，败血容易上冲，心神受蒙，昏困瞑目。李氏谓此症万无一生，但左尺犹瞥瞥如羹上肥珠，故仍有一线生机。依据仲景辨脉法："脉瞥瞥如羹上肥者，阳气微也。"遂投一方三味，人参大补元气，煨姜温经散寒，琥珀活血散瘀，镇心安神，补温散活相合，扶正祛邪，逐瘀生新，因而一服目开，再服能言，三服而进浆粥遂愈。

文学沈子凡之内，忽然晕绝，周身如冰，自寅至申，竟不得苏。咸曰不可救矣。余曰：脉虽潜伏，而气口则隐隐见也。但真微之脉，粗浮者不能察耳。东垣以卒倒为气虚，正谓是症也。以人参一两，生姜汁一盏，冰片一分，和匀灌之，下咽便醒。（《里中医案·沈子凡气虚晕绝》）

编者注：本案是气虚昏厥之证，李氏据东垣以卒倒为气虚，重用人参一两，大补元气，鼓动血运，生姜汁温阳救逆，冰片醒脑开窍，用之即效。

刑部主政徐凌如，劳且怒后，神气昏倦，汗出如浴，语言错乱，危困之极，迎余疗之。诊其脉大而滑且软，此气虚有痰也。用补中益气汤料，并四帖为一剂，用参至一两，加熟附子一钱，熟半夏三钱，四日面稍苏，更以六君子（六君子汤。编者注）加姜汁一盏，服数日，兼进八味丸（金匮肾气丸。编者注），调理两月而康。（《医宗必读·卷之九》）

编者注：见痰不可一味治痰，本案患者因劳倦内伤，大汗亡阳，气虚阳衰，痰浊蒙窍，神气昏倦。李氏用李杲补中益气汤四帖为一并服，可谓大剂，人参重用至一两，健脾益气，并加附子回阳温肾，半夏燥湿化痰，连服十六剂，昏倦稍苏。六君子汤治生痰之本，八味丸补肾善后，因补虚不能速成，故调理二月而瘥，此谓"治病必求于本"也。

光禄卿吴伯玉夫人，患腹满而痛，喘急异常，大便不通，饮食不进，法者用理气利水之剂，二十日不效。余诊之，脉大而数，右尺为甚，令人按腹，手不可近。余曰：此大肠痈也。脉数为脓已成，用黄芪、皂刺、白芷之类，加葵根一两，煎一碗，顿服之。未申痛甚，至夜半而脓血大下，昏晕不支，即与独参汤稍安，更与十全大补（人参二钱，茯苓一钱，白术二钱，炙甘草八分，当归一钱五分，熟地黄二钱，白芍药八分，川芎八分，肉桂五分，黄芪三钱。主治劳伤困倦，虚证蜂起，发热作渴，喉痛舌裂，心神昏乱，眩晕眼花，寤而不寐，食而不化。编者注)，一月而愈此似胀而实非者。(《医宗必读·卷之七》)

编者注：本案肠痈出现腹满而痛，喘急不能食，是因正气虚难以抗邪，李氏用十全大补汤扶正抗邪，先补后攻，托里排脓。但由于邪气太盛，正气更虚，心神失养，故而昏晕不支，急用大剂人参，大补元气，扶正固脱，救急于危难，这是急则治本法也。继以八珍汤补养一月，适才康宁，可见气血亏损之何等严重？

鞠上园，抑郁蒸热如焚，引饮不休，卧床谵语，户外事如见。医认伤寒，又认鬼祟。余曰：肝脉浮濡，肺脉沉数。夫木性虽浮，肝则藏血藏魂，而隶于下焦，脉当沉长而弦。金性虽沉，肺则主气藏魄，而居乎至高，脉当浮短而涩。肺燥而失其相傅之权，则肝为将军之官，无所畏制，遂飞扬而上越，不能自藏其魂耳。魄强则魂安，今魄弱而魂不肯退藏，乃逐虚阳而放荡，此名离魂。魂既离矣，则出入无时，故户外事皆见皆闻也。当救肺金之燥，使金气足而肝木有制，则魂归矣。用清燥加减，人参、黄芪、麦冬、天冬、五味、当归以润肺养气；芍药、枣仁、栀子、甘草以摄肝归魂；橘红、沉香使九天之阳下降；升麻、柴胡使九天之阴上升。两剂而呓语止，十剂而烦渴皆除，一月而病魔退。(《里中医案·鞠上园谵语》)

编者注：此案谵语，他医误诊为伤寒或鬼神之说，李氏据脉法脉理推出此为离魂之证，治法当救肺金之燥，使金气足而肝木有制，则魂归矣。是李氏对五神脏理论的运用与发挥，用之两剂而呓语止。

燕邸张可真，自远方归，忽中风昏冒，牙关紧闭，先以牙皂末取嚏，次以筋抉开，灌苏合丸(白术、青木香、犀角、香附、朱砂、诃黎勒、檀香、安息香、沉香、麝香、丁香、荜拨各二两，冰片、熏陆香、苏合香。编者注)二丸，后以防风散投之，连进三服，出汗如洗，此邪自外解，去麻黄、独活、羚羊角，加秦艽、半夏、胆星、钩藤、姜汁，十剂痰清神爽，服六君子(六君子汤。编

者注）加竹沥、姜汁、钩藤，六十日痊。（《医宗必读·卷之六》）

编者注：此案中风昏聩，李氏急救用牙皂末取嚏，又加以温开之苏合香丸，开窍醒神，系古人急救中风的常法。患者自远方归来，疲劳正虚不可避免，邪袭中风，投芳香开窍、祛风化痰之剂神爽。但正虚根本不固，痰饮未清仍在，故继续用补法，兼以祛邪，六君子加竹沥、姜汁、钩藤，补气健脾，祛痰祛风，治疗二月方愈，可见中风昏聩为标，正虚痰阻乃病之本，正虚用药非日久不能奏功，短则月余，长则经年，而治本之难由此可见一斑。

五、 胸痛

即膈痛，其与心痛别者，心痛在歧骨陷处，胸痛则横满胸间也；其与胃脘痛别者，胃脘在心之下，胸痛在心之上也。经曰："南风生于夏，病在心，俞在胸胁。此以胸属心也。肝虚则胸痛引背胁，肝实则胸痛不得转侧，此又以胸属肝也。（《医宗必读·卷之八·心腹诸痛》）

肝虚者，（胸）痛引背胁，补肝汤。肝实者，（胸痛）不得转侧，喜太息，柴胡疏肝汤。有痰，二陈汤加姜汁。（《医宗必读·卷之八·胸痛》）

【医案】

相国钱机山，两膺隐隐痛，膈间不快，食后苦刺酸。余门人孙黄绪，以六君子加黄连、山栀未效。余曰：肝木挟火，脾土伏寒，乃以参、术各三钱，干姜、黄连、甘草各一钱，煎成加姜汁少许，调治一月而愈。（《里中医案·钱机山两膺隐痛，食后刺酸》）

编者注：此案病两膺隐隐痛，门人只考虑到肝木挟火，脾胃气虚，李氏乃遵仲景意，"胸痹心中痞，留气结在胸，胸满，胁下逆抢心，枳实薤白桂枝汤主之。人参汤亦主之。"取理中汤即人参汤之意，健脾温中，脾壮不受肝制，黄连清肝热而制酸，调治一月而愈。

县令张生公，在南都应试时，八月初五，心口痛甚，至不能饮食。余诊之，寸口涩而软。与大剂归脾汤（人参、茯神、龙眼肉、黄芪、炒酸枣仁、白术各二钱半，当归、远志各一钱，木香、甘草各三分；水二盅，生姜五片，红枣一枚。编者注）加人参三钱、官桂一钱。生公云：痛而骤补，实所不敢，得无与场期碍乎？余曰：第能信而服之，可以无碍，恐反投破气之药，其碍也必矣。遂服之，不逾时而痛减，更进一剂，连饮独参汤，两日而愈，场事获竣。（《医宗必读·卷之八》）

编者注： 科举应试，劳伤心神，脾土受累，心脾两虚，归脾汤当为正治。然因患者知医，拘泥于痛无补法，不肯服药，经李氏疏导，数剂痛止。归脾汤非用止痛之药，实乃治本之法。若误以痛无补法，不敢补益，其害莫大焉。

社友姚元长之内，久患痞积两年治愈……逾三年，调理失宜，胸腹痛甚，医者以痛无补法，用理气化痰之药，痛不稍衰。余诊之，脉大而无力，此气虚也，投以归脾汤加人参二钱，其痛立止。（《医宗必读·卷之七》）

编者注： 患者痞积愈后，调理失宜，胸腹痛甚，医者拘泥痛无补法，误用理气化痰之药。李氏据脉大而无力，诊为脾胃气虚，投归脾汤且重用人参，大补元气，气壮帅血，气血畅通，通则不痛，其痛立止。

文学顾六吉，胸中有奇痛，不吐则不安者，已历两载。偶为怒触，四十日不进粥浆，三十日不下溲便，面赤如绯，神昏如醉。终事毕备，以为旦夕死矣。余视其脉，举之则濡，按之则滑，是胃中有火，膈上有痰，浸淫不已，侵犯膻中，壅遏心窍，故迷昧乃尔。以沉香、海石、胆星、瓦楞子、牛黄、雄黄、天竺黄、朱砂、冰、麝为细末，姜汁、竹沥和沸汤调送。初进犹吐其半，继进乃全纳矣。随服六君子加星、香、姜、沥，两日而溲便通，三日而糜饮进。调摄百余日，遂复正常。遗书鸣感云，不肖允谦气暴于怒，神戕于思，形体不得休息，饮馔不能谐，宜中外弗戢，痰伺为殃，淫沴綦深，直干心主，沉疴越乎寻常，谷液荒于累月，焦腧否塞，溲便交封，刹那就木，谁曰不然。命意老先生隔垣洞视，病魔陡遁三舍，甘露一洒，起死而更生之。嗟乎！今日有生之年，糜非老先生手援之力，劫运可消，血惊不泯，生生世世，衔结奚穷。请以数行，收纪案帙。俾普天之下，知秦越人犹在今日，不得舍上池神饵，而听命于庸人也。不其胥吾世于仁寿之域哉。（《里中医案·顾六吉胸痛呕吐不食神昏》）

编者注：此案病胸中痛且吐而后快，又因怒扰，致面赤如绯，神昧如醉。李氏凭脉濡滑辨为痰蒙心窍，阻塞经络，以涤痰开窍醒神之药初效，又以六君子加星、香、姜、沥调治百日方愈。神昏之人最难辨证，四诊中一难以询问患者，又难查舌，李氏凭脉辨证精准，应手取效，足见李中梓的脉理之深，脉法之准。

六、癫妄

癫属腑，痰在包络，故时发时止。

癫证颠之为症，多因抑郁不遂，诧傺无聊，精神恍惚，语言错乱，或歌或笑，或悲或泣，如醉如痴，语言有头无尾，秽污不知，经年不愈，俗呼"心乙风"，有狂之意，不至狂之甚也。

《内经》云：颠疾始生，先不乐，头重痛，目赤身热，上实下虚，已而烦心。（《病机沙篆·卷下》）

文学张方之，久忧暴惊，遂发颠妄，服补心神药，服逐痰涎药，均无俾（《脉诀汇辨·卷九》为裨。编者注）也。余曰：六脉结而有力，非大下其痰，无由痊也。先服宁志膏（人参、酸枣仁各一两，朱砂五钱，乳香二钱半，薄荷汤下。编者注）三日，遂以小胃丹下之。三月之内，服小胃丹数次，去痰积始尽。更以归脾、妙香加牛黄、龙骨为丸，剂毕而康。向使下之不如是之屡屡，以尽其痰，将成痼疾矣。（《里中医案·张方之颠疾》）

编者注：此案病癫疾，病自在心，服补药及逐痰药不效，李氏先用宁志膏补三日后，再以小胃丹反复多次下痰，待痰积去尽，方可放心补养心神，遂以归脾、妙香加减为丸药收功。李氏对于邪盛正虚之人用削法缓慢祛邪法，而非一次或连续祛邪，具有重要的临床启发。

第三节　脾胃系病证

一、痞满

1. 肾虚

如虚盛多寒者，桂、附、姜、吴俱宜审用，人参、白术须大剂频投方能有救，金匮肾气丸是乃切要之方。（《病机沙篆·卷下·胀满》）

2. 脾肺虚

胀起于经年累月，先肿于外，后胀于内，小便淡黄，大便不结，色泽枯槁，神倦懒言，脉细无力，虚寒证也。人参、白术、茯苓、甘草、陈皮以补脾也；黄芪、桔梗、苡仁、山药以补肺也；沉香、木香、砂仁、陈香圆以理气也；五苓散以利小便；升、柴以开鬼门。（《病机沙篆·卷下·胀满》）

3. 脾肾虚

虚寒论治：脾为太阴，司地道阴水之化。脾阴太过，违天道阳火之化。盖无阳不能运行三焦、腐熟水谷，乃为胀满，治宜辛热分消汤，黄芪、吴萸、厚朴、草蔻、黄柏、益智、木香、半夏、升麻、人参、茯苓、当归、黄连、泽泻、麻黄、干姜、附子、毕澄茄。附子理中汤、金匮肾气丸皆可用之。（《病机沙篆·卷下·胀满》）

【医案】

两广都宪李来吴，积劳善郁，肢体胀满，服胃苓汤加木香、白豆蔻，转增痞闷。余曰：脉沉涩而软，色黄而枯，宜大温大补。不从，仅用人参二钱，稍觉宽舒，欲投姜、附不肯。余曰：证坐虚寒，喜行攻伐。弗听，果两月殁。（《里中医案·李来吴肢体胀满》）

给谏许霞城，悲郁之余，陡发寒热，腹中满闷。医者谓外感风而内挟食也。余独以为不然。举之无浮盛之象，按之无坚搏之形，安在其内伤外感乎？不过郁伤中气耳！以补中益气加木香、白蔻，

十剂而复其居处之常。（《里中医案·许霞城寒热腹满》）

编者注： 悲郁损伤肺肝，影响脾胃，中气不足，升降障碍，腹中满闷。常人多用疏肝解郁为主，而李氏认为，本病核心是脾胃虚损，健脾胃，补中气，调脏腑，乃治疗关键。故用补中益气汤加味，健脾养血，培土生金，金能制木，肝有血藏，疏泄条达；升柴辛散疏肝解郁，木香理气调脾，则脾胃升降有序，气机通畅，何满之有？

文学倪念岚，累劳积郁，胸膈饱闷，不能饮食，服消食之剂不效，改为理气，又改而行痰，又改而开郁，又改而清火，半载之间，药百余剂，而病势日增，始来求治于余。余先简其方案，次诊其六脉，哨然叹曰：脉大而软，两尺如丝，明是火衰不能生土，反以伐气寒凉投之，何异于人既入井，而又下石乎？遂以六君子汤加益智、干姜、肉桂各一钱，十剂而少苏。然食甚少也，余劝以加附子一钱，兼用八味丸（金匮肾气丸。编者注）调补，凡百余日，而复其居处之常。（《医宗必读·卷之十》）

编者注： 本案患者过劳积郁，劳则伤脾，郁则伤肝，脾胃受损，情志不畅，影响气机升降，当升不升，当降不降，故而病胸膈闷满，不能饮食。前医行痰、开郁、清火，一而再，再而三，误治几近半年，药用百余剂。故李氏从脾肾虚论治，治病求本，以六君子汤加减壮脾胃补后天，十剂稍愈，又用八味丸加减调补补先天培后天，半年而愈合。病乃火衰不能生土，脾土已弱，须轻剂缓图，脾肾并举，才可收功。断不可孟浪用重剂大补其虚。

二、 不能食

1. 脾虚

胃气盛，则能食而不伤，过时而不饥；脾胃俱虚，不能食而瘦；脾胃俱旺，则能食而肥。凡不能食，必作虚论，一作火衰。脉缓怠惰，肢重泄泻，湿也，二术、茯苓、陈皮、甘草、厚朴、姜、枣；脉弦气弱，自汗，肢热泄泻，毛枯发脱，虚而热也，虚火可补，参、芪、术、草、苓、芍、山药、陈皮之品。脉虚气弱，四君子加半夏、炮姜；虚而有痰，六君子加姜汁；痰积痞膈而不能食，皂角烧存性，研末酒下。脾虚不运而不能食，切不可消克，宜以异功散调之；或嗜食太过，脾胃痞满不食，枳术丸，亦不可多服；或服补药未效，加香、附；老年食滞，宜用木香干姜丸，白术二两，枳实一两，干姜七钱，木香五钱，荷叶煎汤，调打神曲糊为丸。或以补骨脂、肉豆蔻各二两，神曲糊丸服。又方，菟丝子淘净酒浸，晒干为末，酒服三钱，十日外饮啖如汤沃雪。或用八味丸补命门之火，以壮脾土，为进食妙剂，中焦是治，自无前症矣。亦有心肾不交，以致脾失健运，宜鹿茸橘皮煎丸，橘皮十两，去白为末，又用五斤不去白，于磁锅煮汁，去渣如饴听用，鹿茸、菟丝、吴萸、干姜、厚朴、苁蓉、巴戟、附子、萆薢、石斛、牛膝、杜仲、阳起石各三两，炙草一两，以上各如法制，共为末，入前饴并皮末，捣和丸桐子大，空心盐汤下三十丸。恶闻食臭，大剂参、术，各须用姜汁拌炒煎服，宜资生丸，人参、白术、苡米仁各三两，橘红、山楂、神曲各二两，白茯苓、芡实各两五钱，山药、麦芽、白扁豆、莲肉各二两，黄连、肉蔻各三钱半，桔梗、藿香、甘草各五钱，蜜丸重二钱。每一丸空心细嚼，姜汤下。

针法：内关、中院、足三里、内庭、公孙。又法：灸间使三十壮。若四肢厥冷，脉沉不至，干呕不食，粥药皆吐，灸之使通，此起死回生之法也。（《病机沙篆·卷下·不能食》）

2. 脾肾虚

东垣云：胃中元气盛，则能食而不伤，过时而不饥。脾胃俱旺，能食而肥；脾胃俱虚，不能食而瘦。由是言之，则不能食皆作虚论。若伤食恶食，心下痞满，自有治法，不在此例。罗谦甫云：脾胃弱而食少，不可克伐，补之自然能食。许学士云：不能食者，不可全作脾治，肾气虚弱，不能消化饮食，譬之釜中水谷，下无火力，其何能熟？严用和云：房劳过度，真阳衰弱，不能上蒸脾土，中州不运，以致饮食不进。或胀满痞塞，或滞痛不消，须知补肾。肾气若壮，丹田火盛，上蒸脾土，脾土温和，中焦自治，膈开能食矣。

愚按：脾胃者，具坤顺之德，而有干健之运，故坤德或惭，补土以培其卑监；干健稍弛，益火以助其转运。故东垣、谦甫以补土立言，学士用和以壮火垂训，盖有见乎土强则出纳自如，火强到转输不息。火者，土之母也，虚则补其母，治病之常经。每见世俗，一遇不能食者，便投香砂、枳、朴、曲、卜、楂、芽，甚而用黄连、山栀，以为开胃良方，而夭枉者多矣。不知此皆实则泻子之法，为脾胃间有积滞，有实火，元气未衰，邪气方张者设也。虚而伐之，则愈虚；虚而寒之，遏真火生化之元，有不致其气而绝其谷乎？且误以参术为滞闷之品，畏之如砒鸩，独不闻经云：虚者补之，又云：塞因塞用乎？又不闻东垣云：脾胃之气，实则枳实、黄连泻之，虚则白术、陈皮补之乎？故不能食皆属脾虚，四君子汤、补中益气汤。补之不效，当补其母，八味地黄丸、二神丸。挟痰宜化，六君子汤。挟郁宜开，育气汤。仇木宜安，异功散加沉香、木香。子金宜顾，肺金虚则盗窃土母之气以自救，而脾土益应，甘、桔、参、苓之属。夫脾为五脏之母，土为万物之根，安谷则昌，绝谷则亡，关乎人者全为切亟，慎毋少忽！（《医宗必读·卷之十·不能食》）

【医案】

新安程幼安，食少腹闷，食粥者久之。偶食蒸饼，遂发热作渴，头痛呕逆，或以伤寒治之，或以化食破气之药投之，俱不效，势甚危迫。余诊之，谓其兄季涵曰：脉无停滞之象，按之软且涩，是脾土大虚之证也，法当以参术理之。众皆不然，予曰：病势已亟，岂容再误？遂以四君子汤加沉香、炮姜与之，数剂而减，一月而安。（《医宗必读·卷之十·不能食·医案》）

编者注：本案脾虚难以运化，因而食少，只能食粥，偶食蒸饼后发热作渴，头痛呕逆，状类伤寒，误用外感、食滞药，中焦更虚，势甚危迫。李氏主张温补，四君子和理中汤合方，一月方安。

文学倪念岚，累劳积郁，胸膈饱闷，不能饮食，服消食之剂不效，改为理气，又改而行痰，又改而开郁，又改而清火，半载之间，药百余剂，而病势日增，始来求治于余。余先简其方案，次诊其六脉，哨然叹曰：脉大而软，两尺如丝，明是火衰不能生土，反以伐气寒凉投之，何异于人既入井，而又下石乎？遂以六君子汤加益智、干姜、肉桂各一钱，十剂而少苏。然食甚少也，余劝以加附子一钱，兼用八味丸（金匮肾气丸。编者注）调补，凡百余日，而复其居处之常。（《医宗必读·卷之十》）

编者注：本案不能饮食，乃过劳伤脾，郁则伤肝，脾胃受损所致。然前医行痰、开郁、清火，一而再，再而三，误治几近半年，药用百余剂。故李氏从脾胃入手，兼补肾温阳，以六君子汤加姜桂，又用八味丸加减补火生土，轻剂缓图，断不可孟浪用重剂大补其虚，至半年而愈。

三、呕吐

1. 脾虚

独东垣以呕吐哕俱属脾胃虚弱，或寒气所客，或饮食所伤，致上逆而食不得下也。（《医宗必读·卷之十·呕吐哕》）

古方通以半夏生姜为正剂，独东垣云：生姜止呕，但治表实气壅，若胃虚谷气不行，惟当补胃推扬谷气而已，故服小半夏汤不愈者，服大半夏汤立愈。（《医宗必读·卷之十·呕吐哕》）

呕清水者多气虚，六君子汤加赤石脂。（《医宗必读·卷之十·呕吐哕》）

2. 气虚

经曰：诸逆冲上，皆属于火；诸呕吐酸，皆属于热。

【李中梓注曰】火性炎上，故逆上皆属于火，然诸脏诸经，各有逆气，则阴阳虚实，各自不同。实火可泻，芩连之属；虚火可补，参芪之属，不可不察也。（《医宗必读·卷之十·呕吐哕》）

总之，壮盛人多热，虚弱人多寒，若不以虚实形证为辨，非医也。（《医宗必读·卷之十·呕吐哕》）

【医案】

兵尊高云圃，久患呕吐，阅医颇众，病竟不减。余诊之曰：气口大而软，此谷气少而药气多也，且多犯辛剂，可以治表实，不可以治中虚；可以理气壅，不可以理气弱。投以熟半夏五钱、人参三钱、陈仓米一两、白蜜五匙，甘澜水煎服，二剂减，十剂安。（《医宗必读·卷之十·呕吐哕·医案》）

编者注： 呕吐乃胃虚不运，食难消化，反而上逆吐出。治则和胃降逆，补脾建中，头经方大半夏汤补气健脾，降逆止呕，二剂减，十剂安。

屯院孙潇湘，夏月食瓜果过多，得食辄呕，十日弗止，举家惊惶，千里迎余，比至，暑中已二十日矣。困顿床褥，手足如冰。余曰：两尺按之有神，胃气缕缕不绝，只因中气本弱，复为寒冷所伤耳。遂用红豆丸连进三服，至明日便能食粥，兼与理中汤加丁香、沉香，旬日之间，饮食如常矣。（《医宗必读·卷之十·呕吐哕·医案》）

编者注： 夏月贪食不洁瓜果，毒损脾胃，升降失常，胃气上逆，吐甚伤津耗液亡阳，复为寒冷所伤，脾胃阳虚寒盛。故先用红豆丸（丁香、胡椒、砂仁、红豆、生姜、大枣）治呕逆膈气，反胃吐食，连进三服，明日便能食粥，饮食养胃，温中降逆；又以理中汤加丁香、沉香补气温中，散寒降逆，标本兼治，十余日乃愈。

给练侯启东，腹中嘈杂，左胁异痛，呕吐涎沫，每饮食到口，咽嗌间若有一物接之者。余曰：脉大而数，按之辄减，此虚而挟湿，湿热相兼，虫乃生焉。中气素虚，当以参汤送槟榔丸以涤虫，种虫不祛而服补汤无益。不从，竟至不起。（《里中医案·侯启东腹痛嘈杂吐涎》）

编者注： 此病乃虫证，中气素虚，当以参汤送槟榔丸以涤虫。

大司寇姚岱芝，吐痰泄泻，见食则恶，面色萎黄，神情困倦，自秋及春，无剂弗投，经久不愈。迎余诊之，口不能言，亟以补中益气去当归，加肉果二钱、熟附一钱、炮姜一钱、半夏二钱、人参四钱，日进二剂，四日而泻止，但痰不减耳。余曰：肾虚水泛为痰，非八味丸（金匮肾气丸。编者注）不可，应与补中汤并进。凡四十日，服人参一斤，饮食大进，痰亦不吐，又半月而酬对如常

矣。(《医宗必读·卷之七》)

编者注：脾虚生痰，健运失司，上则吐痰，下则泄泻，久则更损中气。李氏脾肾并补，日进二剂，四日而泻止，痰不减耳。乃肾虚水泛为痰，非肾气丸不可，应与补中汤同进，凡四十日，服人参一斤，病方瘳。久病用补，非久难效。

四、呃逆

1. 脾虚

病人自觉热，他人扪其肌则冷，附子理中汤冷服。兼以硫黄、乳香散（鼻臭）之，并灸期门、中脘、气海、关元。(《伤寒括要·卷上·哕》)

伤寒汗吐下后，与泻利日久或大病后气呃，中气虚也。虚而热者，人参、竹茹、陈皮、甘草、生姜、大枣；虚而寒者，人参、白术、甘草、干姜、附子、丁香、柿蒂。(《病机沙篆·卷下·呃逆》)

吐下后，虚极得哕，胃中寒也，理中汤加丁香、半夏。(《伤寒括要·卷上·哕》)

2. 阳虚

古称哕者，即今所谓呃逆也。东垣以哕为干呕者，非也。多因胃寒，亦有胃热，不可不辨。病人烦躁，自觉热甚，他人按其肌则冷，此无根失守之火，非实热也，乃水极似火。若不识此，而误用寒凉，下咽则败矣，可不谨乎。(《伤寒括要·卷上·哕》)

呃呃连声为实，可治；呃间半时再呃为虚，难治；肺脉散大者死。(《病机沙篆·卷下·呃逆》)

五、食积

食伤肠胃，汁溢膜外，与血相搏，乃成食积。(《医宗必读·卷之七》)

保和丸治食积、酒积。(《医宗必读·卷之九》)

【医案】

给谏晏怀泉夫人，先患胸腹痛，次日卒然晕倒，手足厥逆，时有医者思牛黄丸磨就将服矣。余诊之，六脉皆伏，惟气口稍动。此食满胸中，阴阳痞隔，升降不通，故脉伏而气口独见也。取陈皮、砂仁各一两，姜八钱，盐三钱，煎汤以指探吐，得宿食五六碗，六脉尽见矣。左关弦大，胸腹痛甚，知为大怒所伤也。以木香、青皮、橘红、白术、香附，煎成与服，两剂痛止，更以六君子汤（人参、白术、炒茯苓各一钱，半夏、橘红各一钱五分，炙甘草五分，生姜五片。编者注）加木香、乌药，调理十余日方瘥。（《医宗必读·卷之六》）

编者注： 本案是食厥，病机乃脾胃虚弱，食满胸中，大怒所伤，阴阳痞隔，升降不通。李氏应用张从正探吐法，宿食去，六脉尽见。以木香、青皮、橘红、白术、香附，煎成与服，两剂痛止。更以六君子汤健脾养胃，扶正治本，调理十余日方瘥。

六、 嘈杂

【医案】

苏淞道程九屏，嘈杂不宁五月矣，服痰剂、凉剂。余曰：脉阳强而阴弱，病得之酒且内，用连理汤同加减八味丸并服，三月而胸中之楚尽释。（《里中医案·程九屏嘈杂》）

编者注： 李氏以脉求得病因，脉阳强而阴弱，病得之饮酒与房事，脾肾同病，遂用连理汤同加减八味丸并服，三月而愈。

浦东施元廓，剧饮后忽发嘈杂，似痛非痛，似饥非饥。或曰痰因火动，治之以芩、连、花粉、知母、瓜蒌，剂盈百矣，而病犹是也。余为诊之，满指而缓且软，是脾家湿痰，非肺家燥痰也。贝母、瓜蒌何缘下乎？是虚气为孽，非实火为殃也。芩、连、花粉安敢用乎？为处六君子汤，加苍术以胜湿，加姜汁以行痰。越半月不复来招，余意其更医矣。比使者至，遗手启云：弟为酒误，酿此奇病，他人历岁月无功，仁兄以一七立起，不十日而尽扫病。夫形景何幸如之，何感如之！业已改煎作丸，兹且朝夕服矣。以其神效，遂不敢易丝毫耳。（《里中医案·施元廓饮后嘈杂》）

编者注： 患者嗜酒，损脾伤胃，助湿生痰，影响升降，嘈杂频作，误治久也。病本脾胃虚弱，法当实脾土燥脾湿，四君子和二陈汤为六君子汤,复加苍术以补气健脾燥湿治本,温中理气祛痰治标,标本兼顾,半月而减。

七、 脘腹疼痛

腹胀胸满,心痛尤甚,胃心痛也。

胃属湿土,列处中焦,为水谷之海,五脏六腑,十二经脉,皆受气于此。壮者邪不能干,弱者着而为病,偏热偏寒,水停食积,皆与真气相搏而痛。肝木相乘为贼邪,肾寒厥逆为微邪,挟他脏而见证,当与心痛相同。但或满或胀,或呕吐,或不能食,或吞酸,或大便难,或泻利面浮而黄,本病与客邪必参杂而见也。

腹痛分为三部,脐以上痛者为太阴脾,当脐而痛者为少阴肾,少腹痛者为厥阴肝,及冲、任、大、小肠。每部各有五从之变,七情之发,六气之害,五运之邪,至纷至博,苟能辨气血虚实,内伤外感,而为之调剂,无不切中病情矣。

胃脘痛,治法与心痛相仿,但有食积,按之满痛者,下之,大柴胡汤。应寒者,理中汤。

腹痛,芍药甘草汤主之。

稼穑作甘,甘者己也;曲直作酸,酸者甲也;甲己化土,此仲景妙方也。脉缓伤水,加桂枝、生姜;脉洪伤金,加黄芪、大枣;脉涩伤血,加当归;脉弦伤气,加芍药;脉迟伤火,加干姜。绵绵痛而无增减,欲得热手按,及喜热饮食,其脉迟者,寒也,香砂理中汤。冷痛,用温药不效,大便秘者,当微利之,藿香正气散加官桂、木香、大黄。时痛时止,热手按而不散,脉大而数者,热也,大金花丸,或黄连解毒汤。暑痛,十味香薷饮。湿痛,小便不利,大便溏,脉必细缓,胃苓汤。痰痛,或眩晕,或吐冷涎,或下白积,或小便不利,或得辛辣热汤则暂止,脉必滑,轻者二陈汤加枳壳、姜汁,重者用礞石滚痰丸。食积痛甚,大便后减,其脉弦,或沉滑,平胃散加枳实、山楂、麦芽、砂仁、木香,甚者加大黄。酒积痛,葛花解酲汤加三棱、莪术、茵陈。气滞必腹胀,脉沉,木香顺气散。死血作痛,痛有定在而不移,脉涩或芤,虚者四物汤料加大黄蜜丸服，实者桃仁承气汤，或用丹皮、香附、穿山甲、降香、红花、苏木、延胡索、当归尾、桃仁，加童便、韭汁、酒。虫痛，心腹懊憹，往来上下，痛有休止，或有块耕起，腹热善渴，面色乍青、乍白、乍赤，吐清水者，虫也，或鸡汁吞万应丸下之，或椒汤吞乌梅丸安之。（《医宗必读·卷之八·心腹诸痛·腹痛》）

愚再按：近世治痛，有以诸痛属实，痛无补法者；有以通则不痛，痛则不通者；有以痛随利减者；互相传授，以为不易之法。不知形实病变，便闭不通者，乃为相宜；或形虚脉弱，食少便泄者，岂容混治。经曰：实实虚虚，损不足而益有余。如此死者，医杀之耳。须知痛而胀闭者多实，不胀不闭者多虚；拒按者为实，可按者为虚。喜寒者多实，爱热者多虚；饱则甚者多实，饥则甚者多虚；脉实气粗多实，脉虚气少者多虚；新病年壮者多实，久病年衰者多虚；补而不效者多实，攻而愈剧者多虚。痛在经者脉多弦大，痛在脏者脉多沉微。必以望、闻、问、切，四者详辨，则虚实灼然。实者固可通利，虚者安可通利乎？故表虚而痛者，阳不足也。非温经不可；里虚而痛者，阴不足也，非养营不可；上虚而痛者，以脾伤也，非补中不可；下虚而痛者，脾肾败也，非温补命门不可。亦泥痛无补法，则杀人惨于利器矣。（《医宗必读·卷之八·心腹诸痛·腹痛》）

【医案】

给谏晏怀泉如夫人，时当盛暑，心腹大痛，自汗甚多，清火行气之药遍服弗效。诊其左寸涩、右寸濡，此气弱不行，血因以阻耳。乃进参、芪、姜、桂、桃仁、归尾、延胡索之剂，二剂而痊。调理年余，再妊生子。盛暑而用姜桂，舍时从症也。（《删补颐生微论·卷之四·医案论第二十三》）

编者注：盛暑，心腹大痛，自汗耗气，左脉涩，右脉濡。此为气弱不能运行，血因以阻。虽然是盛夏，但仍需温补，李氏舍时从症，遂以参、芪、姜、桂、桃仁、归尾、苏木、延胡索、郁金，攻补兼施，二剂而痊。

京卿胡慕东（名析），少腹作痛，连于两胁，服疏肝之剂，一

月以来，日甚一日。余诊之，左关尺俱沉迟，治以理中汤加吴茱萸，一剂知，十剂起矣。(《医宗必读·卷之八》)

编者注：此病虽少腹作痛，连于两胁，多以为肝郁之证，但用疏肝之剂一月，不效反甚，脉沉迟，乃是肝胃虚寒之证，遂以理中汤加吴茱萸，一剂知，十剂起。

内侄陆文蔚之内，自上脘抵少腹奇痛欲绝，服山栀、枳、朴，弥甚。余曰：脉诚数矣，独不察其沉则软乎？不第土愈，抑且火衰。六君子加姜、桂，大剂饮之而痛减，原医犹谓之火证。文蔚信余言，调一月愈。(《里中医案·陆文蔚之内腹痛》)

编者注：脘腹奇痛，脉数，误用山栀、枳、朴攻邪逾甚。李氏独察脉沉则软，认为病机是脾肾虚寒，火不生土，乃用大剂六君子加姜、桂，脾肾并补，调理一月而愈。此乃本虚，辨证不确，误虚为实，苦寒攻击，更损脾肾阳气，阳不胜阴，疼痛逾甚。

光禄卿吴伯玉夫人，患腹满而痛，喘急异常，大便不通，饮食不进，法者用理气利水之熟，二十日不效。余诊之，脉大而数，右尺为甚，令人按腹，手不可近。余曰：此大肠痈也。脉数为脓已成，用黄芪、皂刺、白芷之类，加葵根一两，煎一碗，顿服之。未申痛甚，至夜半而脓血大下，昏晕不支，即与独参汤稍安，更与十全大补（人参二钱，茯苓一钱，白术二钱，炙甘草八分，当归一钱五分，熟地黄二钱，白芍药八分，川芎八分，肉桂五分，黄芪三钱。主治劳伤困倦，虚证蜂起，发热作渴，喉痛舌裂，心神昏乱，眩晕眼花，瘘而不寐，食而不化。编者注），一月而愈此似胀而实非者。(《医宗必读·卷之七》)

编者注：腹满而痛，喘急不能食，皮肤甲错，李氏认为是肠痈，但因脉右尺大而不熟，脓尚未成，当先补后攻，托里排脓。故用黄芪、白术、当归补气养血，扶正托里，待脉数脓成后用补气透脓，终以补气养血善后。

孟太宗师胃脘痛甚，状若感冒，因而废食。用木香、豆蔻、陈皮、枳壳理气之剂，痛势不减，心脾两部缓而且涩，此内伤不足之候也。法当峻补，而原医者曰：痛无补法，通则不痛矣。宁敢用此反剂耶？余曰：此固正剂也，若再进攻伐之药，请勿复敢见矣。乃进参、芪各三钱，归、术、陈皮各二钱，酸枣仁一钱服之。是夕能食，痛势顿减，调补数日而瘥。（《删补颐生微论·卷之四·医案论第二十三》）

编者注：他医总以痛无补法误人，此病胃脘痛，但心脾两部脉缓涩，法当峻补。以归脾汤加减而愈。

太史焦绮园，当脐切痛，作气食疗之无功。余诊之曰：当脐者，少阴肾之部位也。况脉沉而弱一与气食有何干涉？非徒无益，反害真元，以八味丸（金匮肾气丸。编者注）料煎饮，不十日而健复如常。（《医宗必读·卷之八》）

编者注：此案以经络辨证，脐切痛，李氏指出，脐者，少阴肾之部位也，且脉沉而弱，遂以八味丸疗温补肾阳，以胜阴寒。

五家嫂发热烦渴，胸腹痛甚，肢节皆疼，服理气降火和血之药不效。余诊其脉紧而非数，乃中有痼冷也，遂用八味丸料加人参服之，数剂而霍然。（《删补颐生微论·卷之四·医案论第二十三》）

编者注：本案发热烦渴，胸腹肢节疼痛，表面上看为有余之证，实乃不足，真寒假热，阳虚为主，兼有气虚，八味兼以人参，温阳补气，热因热用治法。

翰林掌院杨方壶夫人，怒后饮食，停滞作痛，每用枳、朴、楂、芽，七日无功，商治于余。遂以六君子汤加玄明粉投之，宿垢顿下，滞痛虽除，昏倦不能进食，稍得食便泄泻，困乏难状。日用人参一两，熟附三钱，黄芪、白术、肉果各二钱，甘草六分，半夏一钱，间以六君子、补中汤调理，参必一两，附必三钱。百日之内，未尝少间。越五月，服人参至八斤，姜附至二斤，方复居处之常。（《删补颐生微论·卷之四·医案论第二十三》）

编者注：此病脾肾阳虚且兼滞，遂以六君子汤加玄明粉，滞痛虽除，但虚损仍在，以补益之剂服用百日，且服人参至八斤，姜附至二斤，着实虚损之重，可从药见。

京口褚怒飞，腹痛白浊，其脾湿下陷也。以补中益气加莲实十剂效，四十剂平复。两月再发，以前方加莲实、五味子丸服愈。

（《里中医案·褚怒飞腹痛白浊》）

编者注：腹痛白浊之病，因脾湿下陷，遂以补中益气汤补中益气，升阳举陷，莲实、五味益肾涩精获效。

襄阳郡守于鉴如，在白下时，每酒后腹痛，渐至坚硬，得食辄痛。余诊之曰：脉浮大而长，脾有大积矣。然两尺按之软，不可峻攻，令服四君子汤七日，投以自制攻积丸三钱，但微下，更以四钱，服之下积十余次，皆黑而韧者。查其形不倦，又进四钱，于是腹大痛，而所下甚多，服四君子汤十日，又进丸药四钱，去积三次，又进两钱，而积下遂至六七碗许。脉大而虚，按之关部豁然矣。乃以补中益气即愈调补，一月痊愈。（《医宗必读·卷之七》）

编者注：脉浮大而长，脾有大积矣。然两尺按之软，不可峻攻。李氏令其先服四君子汤七日补益正气，然后投以自制攻积丸损其有形之积，攻补交替，补其正，损其积，终用补中益气调补一月痊愈。虚实并见，补损结合，攻补兼施，因人制宜，这是李氏用药思路与特点。

八、泄泻

1. 脾虚

泻利久不止及暴下者，皆太阴受病，不可少白术、甘草、芍药，是以圣人之法。若四时下利者，前方中春加防风，夏加黄芩，秋加厚朴，冬加桂、附。然须更详外症，或虚实寒热之殊为主，倘自汗、手足厥冷、气微，虽盛夏必投姜、桂，或烦热躁渴脉实，即隆冬亦用硝、黄，是在智者之通变耳。（《病机沙篆·卷上·水泻》）

戴复庵云：水泻而腹不痛者，湿也，六君子汤加平胃散。饮食入胃，辄下完谷者，气虚也，补中益气汤；亦有风邪入胃，清阳在下，升阳除湿汤。（《病机沙篆·卷上·水泻》）

鹜泄者，所下皆澄澈清冷，小便清白，湿兼寒也，理中汤加肉蔻。濡泄者，体重软弱，泻下多水，湿自甚也，补中合除湿。滑泄者，久下不能禁，湿甚气脱也，补中加诃、蔻、赤石脂止涩之。飧泄即洞泄也，水谷不化，湿兼风也，升阳除湿汤或平胃散加羌、防

治之。(《病机沙篆·卷上·水泻》)

凡泄泻，津液既去，口中必渴，小便自少，不可便作热论，须以脉参之……气虚泻者，四君子加升、柴、诃、蔻。(《病机沙篆·卷上·水泻》)

2. 肾虚

经云：虚者补之是也。一曰温肾，肾主二便，封藏之本，况虽属水，真阳寓焉！少火生气，火为土母，此火一衰，何以运行三焦，熟腐五谷乎？故积虚者必挟寒，脾虚者必补母。经曰：寒者温之是也。一曰固涩，注泄日久，幽门道滑，虽投温补，未克奏功，须行涩剂，则变化不愆，揆度合节，所谓清者涩之是也。(《医宗必读·卷之七·泄泻》)

3. 脾肾虚

东垣云：胃气和平，饮食入胃，精气输于脾土，上归于肺，而后行营卫也。饮食一伤，起居不时，损其胃气，则上升清华之气，反下降而为飧泄矣，久则太阴传少阴而为痕。寒冷之物伤中，膜满而胀，传为飧泄，宜温热以消导之。(《病机沙篆·卷上·水泻》)

泻有寒热，寒则脉迟身冷，不独溲清白，或绵绵腹痛，附子理中汤加肉蔻，仲景云下利不止，与理中而利益甚。夫理中惟理中焦，此利下焦，故加附子及赤石脂、禹余粮治之，药与食入口即泻者，直肠泻也，不治。(《病机沙篆·卷上·水泻》)

五更时泻属肾虚，必用补骨脂、茱萸肉、五味、山药、茴香、茯苓、肉桂治之。其泻已愈，至明年届期复发者，有积也，又脾主信故耳，香砂枳术丸加蓬、棱；虚者倍白术加人参。(《病机沙篆·卷上·水泻》)

【医案】

郡守张三星，泄泻无度，自服燥湿分利达气药。余诊其脉滑而无力，此中虚下陷，而痰滞不化也。以六君子加升、柴、沉香、五倍子，十剂而安。(《里中医案·张三星泄泻》)

编者注：脾胃虚弱，中气下陷，湿邪下注，当以健脾为主，兼顾祛湿，升提与收敛并举，六君子汤加味，这是李氏常用补虚方剂。

同邑郡守张三星，脾胃不和，久患泄泻，用分利燥湿之剂，不效。诊其脉，右手寸关滑甚，与二陈、滚痰之药，再服而泻止。未几感冒，发热恶寒，困倦之甚，诊得六部大而无力，人迎与气口亦略相当，遂与补中益气汤，连服一月而安。（《删补颐生微论·卷之四·医案论第二十三》）

编者注： 此案病久泄，但脉滑甚，乃痰湿困于中焦，遂以二陈、滚痰之药，服之泻止。因体虚遂又患感，李氏予补中益气汤补气健脾，扶正祛邪，标本兼治，参芪术归与升麻柴胡并举，前者补益，后者辛散疏风解表，思路极巧。表面上粗看示用的补中益气汤，但实际上这是治疗气虚感冒的代表方。因此在应用本方时，不要拘泥于或局限于升麻柴胡是升阳举陷药，应理解为风药，小剂量升阳举陷，稍大剂量就是辛凉解表。

龙华张介甫之内，怀娠腹胀泄泻，肤体肿重。余谓六脉缓大而软，皆缘以泄伤脾，先止其泻，后补其中，参、术、茯苓、肉果、补骨脂，十剂而泄止。更以补中益气加茯苓、牛膝、车前、泽泻、木香、炮姜，二十剂而肿胀愈。未几生男无所苦，口日进参、术平复。（《里中医案·张介甫之内妊娠泄泻》）

编者注： 肾为水之下源，肺为水之上源，膀胱为水之导引，脾土为水之堤防。胎前水肿，气化无权，治水之法，禹功疏凿虽善，然非羸弱所宜。虚则崇土，一定成法。如甘遂、大戟、芫花、商陆等，行水虽速，堤防不固，正气不支，终属不济。此属妊娠泄泻、子肿，六脉缓大而软，脾胃损伤，泄泻、水肿并见，先用四君子汤健脾止泻，继之补中益气汤补气健脾，利水消肿，服二十剂肿胀始愈。

闽中太学张仲辉，喜食瓜果，纵饮无度，忽患大泻。先用分利不应，再用燥湿，反加沉困。余见其六脉皆浮，因思经曰春伤于风，夏生飧泄，非汗不解。以麻黄三钱，人参、白术各二钱，甘草、升麻各一钱与之。有医者笑曰：书生好奇，妄用险峻。伤寒且不轻用麻黄，此何病也，而以杀之耶？仲辉惑之，既而困甚。叹曰：吾已将死，姑服此药，以幸万一。遂煎服之，覆取大汗，泄泻顿止。以四君子调治而瘥。遗书谢曰：玙以放纵，蒙此奇疴，药剂杂投，无益反害，凤世有缘，得兄手援，而庸夫谗阻，几至败亡。天未绝弟，于沉困之中结肝膈之信，一匕才投，病邪立解。麻黄、人参，人视之如鸩毒，兄用之如弄丸，竟救余生，以有今日，沦肌沁骨之感，永劫难忘，敢忘报耶！（《删补颐生微论·卷之四·医案论第二十三》）

编者注： 患者嗜酒，饮食不洁，脾胃运化失司，泄泻大作，分利不应，燥湿无效，反加沉困，六脉皆浮。李氏认为春伤于风，夏生飧泄，非汗不解，肠病治肺，邪从汗解。遂以麻黄三钱，人参、白术各二钱，甘草、升麻各一钱，从汗而解，泄泻顿止，四君子调治而瘥。实乃健脾止泻的变法。

银台许悝初，腹满不食，日泻数次，医用六一、香薷。余曰：非暑也，是高年土虚，频伤于饱，当扶其本。以六君子加姜、桂，二十剂而泻止食进。（《里中医案·许悝初泄泻腹满不食》）

编者注： 此案高年土虚，脾失健运，升降不常，当补脾土，温中散寒，调畅气机，遂以六君子加姜、桂，二十剂病瘳。

亲家工部王汉梁，郁怒成痞，形坚而痛甚，攻下太多，遂泄泻不止，一昼夜计下一百余次，一月之间，肌体骨立，神气昏乱，舌不能言，已治终事，待毙而矣。余诊之曰：在证虽无活理，在脉犹有生机，以真脏脉不见也。举家喜曰：诸医皆曰必死，何法之治而可再起耶？余曰：大虚之候，法当大温大补，一面用枯矾、龙骨、粟壳、樗根之类以固其乃肠；一面用人参二两、熟附五钱，以救其气。三日之间服参半斤，进附二两，泻遂减半，舌转能言。更以补中益气加生附子、干姜，并五帖为一剂，一日饮尽。如是者一百日，精旺食进，泻减十九。然每日夜犹下四五行，两足痿废，用仙茅、巴戟、丁、附等为丸，参附汤并进，计一百四十日，而步履如常，痞泻悉愈。向使委信不专，有一人参以他说，有片语畏多参附，安得有再生之日哉？详书之，以为信医不专者之药石。（《医宗必读·卷之七》）

编者注： 此病泄泻神乱，大虚之候，法当大温大补，李氏三日之间用参半斤，附子二两，足见其胆识过人。五日余而痞消、泻止、能步。可知其临床实践功底之强，药到而病除。

九、痢疾

"治痢从肠胃"，此笼统之说也。不知在肠胃者，乃属标病，其所感之邪与所受之经，乃本病也。若肠胃自感而病，亦当分邪正：或正气先虚而受邪；或邪气干犯而致虚。则以先者为本，后者为标。积有新旧，旧积者，气血食痰所化也；新积者，旧积已去，未几复生者也。然旧积宜下，新积禁下，其故何也？盖肠胃之熟腐水谷，转输糟粕，皆是营卫洒陈于六腑之功，今肠胃有郁，则营卫运行之常度因之阻滞，不能施化，故卫气郁而不舒，营血注而不行，于是饮食结痰停于胃，糟粕留于肠，与所郁之气血相杂而成滞下之症矣。必当下之，以通其塞。既下之后，升降仍不行，清浊仍不分，则卫气复郁，营血复注，又成新积，乌可复下乎！但理卫气以开通腠理，和营血以调顺阴阳，则升降合节，积虽不治而自化矣。然旧积亦有不可下者，或先因肠胃之虚不能转输其食积，必当先补正气，然后下之，庶无失耳。但能耗气损血，用之不已，气散血亡，五脏损而死期至矣。其固涩之方又足以增其气血之壅滞，变为肿胀、变为喘嗽，如此死者，医杀之耳。丹溪云：滞下逼迫，正合承气证，但气口脉虚，平昔胃伤，宁忍两三日辛苦，遂与参、术、归、芍、陈、甘补剂，两日后胃气稍复，方与承气，苟不先补而遽攻之，难免后患乎。戴复庵云：气滞成积，故治痢以顺气为先，又须当养胃，故曰无饱死痢疾也。（《病机沙篆·卷上·痢》）

1. 脾虚

大孔作痛，亦有寒热之分……挟寒者，以炒盐熨之，或枳实为末炒热熨之，内服人参、干姜、甘草、陈皮、当归作汤用。（《病机沙篆·卷上·痢》）

噤口虚者，陈米三钱，莲肉五钱，人参一钱，煎好入姜汁少许，细细呷之，如吐出，再呷，但得一呷下咽便开。（《病机沙篆·卷上·痢》）

久而虚滑者，补中益气加肉蔻、诃子、北五味。(《病机沙篆·卷上·痢》)

久泻无度，腹痛者，禹余粮五钱，赤石脂、白术各三钱，诃子、肉蔻各一钱五分。腹痛，芍药甘草汤，戊己化土，此仲景方也。挟虚者，建中汤，然古人以建中汤治痢，不问赤白新久，用之皆效。(《病机沙篆·卷上·痢》)

旧积者，湿热食痰也，法当下之；新积者，下后又生者也，或调或补，不可轻攻。若因虚而痢者，虽旧积亦不可下，但用异功散，虚回而痢自止。丹溪有先用参、术，补完胃气而后下者，亦一妙法也，虚者宜之。(《医宗必读·卷之七·痢疾·积分新旧》)

口腹怕冷，脉沉细，寒也，理中加香、蔻。(《病机沙篆·卷上·痢》)

老人深秋患痢呕逆者，黄柏末、陈米饮为丸，人参、白术、茯苓等，甘草汤送下。(《病机沙篆·卷上·痢》)

冷痢不能食，肉蔻、陈米为末，米饮调服。(《病机沙篆·卷上·痢》)

里急频见污衣者，虚也，补中益气汤去当归，加肉果。(《医宗必读·卷之七·痢疾·里急》)

里急污衣，参、术、诃、蔻、乌、味、甘、桔。后重得解转甚，参、芪、术、草、升、柴；后重得解即减，芩、连、香、砂、槟、黄。(《病机沙篆·卷上·痢》)

屡止屡发，名曰休息痢。多因用涩止太早，或不能节饮食、戒嗜好，所以时作时止，宜四君子，或补中益气加香、连或肉蔻。审无积滞，惟见虚滑，椿根皮三钱，粟壳二钱，参、术各一两，木香、梗米各二钱，煎服。(《病机沙篆·卷上·痢》)

若腹满，小便不利，五苓散合理中汤。(《伤寒括要·卷上·自利》)

先泻后痢者，脾传肾，为贼邪，难愈；先痢后泻者，肾传脾，为微邪，易治。虚则补脾土，虚甚则当补土母是也。

久痢已成坏症，变态百出，勿论其脉，勿论其症，只宜以参、附、芪、术、香、砂补脾健胃，常有得生者。

痢后变成痛风，周身流注，皆属虚证，调摄失宜也，补中益气加羌、独、寄生、虎骨、松节，或加乳、没、苍、柏、桃仁、紫葳煎服。(《病机沙篆·卷上·痢》)

血色紫黯，屡服凉药，所下愈多，当作冷痢，宜理中汤加木香、肉蔻。(《病机沙篆·卷上·痢》)

2. 脾肾虚

独怪世之病痢者，十有九虚。而医之治痢者，百无一补。气本下陷，而再行其气，后重不益甚乎？中本虚衰，而复攻其积，元气不愈竭乎？湿热伤血者，自宜调血，若过行推荡，血不转伤乎？津亡作渴者，自宜止泄，若但与渗利，津不转耗乎？世有庸工，专守痢无补法，且曰：直待痢止，方可补耳。不知因虚而痛者，愈攻则愈虚愈痛矣。此皆本末未明，但据现在者为有形之疾病，不思可虑者在无形之元气也。请以宜补之证悉言之：脉来微弱者可补，形色虚薄者可补，疾后而痢者可补，因攻而剧者可补。然而尤有至要者，则在脾肾两脏，如先泻而后痢者，脾传肾为贼邪难疗，先痢而后泻者，肾传脾为微邪易医，是知在脾者病浅，在肾者病深，肾为胃关，开窍于二阴，未有久痢而肾不损者。故治痢不知补肾，非其治也。

凡四君、归脾、十全、补中皆补脾虚，未尝不善，若病在火衰，土位无母，设非桂、附，大补命门，以复肾中之阳，以救脾家之母，则饮食何由而进，门户何由而固，真元何由而复耶？若胃热不前，仅以参、术补土，多致不起，大可伤矣！(《医宗必读·卷之七·痢疾》)

久虚大滑，服药不效者，大断下丸，龙骨、枯矾、赤石脂、姜、附、诃、蔻为末，醋糊丸，米汤下，即因用涩味，亦须倍以砂、陈以利其气，恐太涩则肠胃不利，反作痛也。灸天枢、气海，大能止泻。病在中州脾土，只须姜、蔻理之。若病在肾家，以赤石脂、禹余粮、补骨脂、北五味有功也。(《病机沙篆·卷上·痢》)

虚滑而后重者，圊后不减，以得解愈虚故也，真人养脏汤。下

后仍后重者，当甘草缓之，升麻举之。(《医宗必读·卷之七·痢疾·后重》)

有五更及午前甚者，属肾，补骨脂、山药、北五味、龙骨，丸服；午后甚者，属脾，吴茱萸、肉蔻、白术、甘草，丸服。(《病机沙篆·卷上·痢》)

3. 气虚

凡胃虚脉弱，热渴自利者，必用四君子汤。如发热者，四君子加柴胡、黄连。(《伤寒括要·卷上·自利》)

里急而频见污衣者，气脱也，补涩为主。(《病机沙篆·卷上·痢》)

4. 阳虚

积如胶冻或如鼻涕，此为冷痢，先用木香、沉香、豆蔻、砂仁、厚朴，次用理中汤加木香。(《病机沙篆·卷上·痢》)

仲景云：小肠有寒，其人下重便血，以干姜烧黑存性，瓷碗合，放地上出火气，取为末，每服一钱，米饮调下。(《病机沙篆·卷上·痢》)

5. 血虚

和血则便脓自愈，四物可用。(《病机沙篆·卷上·痢》)

虚坐努责，久圊不解，血虚也，归、地、芍、红。(《病机沙篆·卷上·痢》)

虚坐而不得大便，血虚故里急，宜归身、地黄、芍药、陈皮之属。(《医宗必读·卷之七·痢疾·虚坐努责》)

凡下利不可发汗，当先治利，利止则正气复，而邪自解。盖因利内虚，若误汗之，则内外皆虚，变证危殆。(《伤寒括要·卷上·自利》)

【医案】

屯田孙待御潇湘夫人，久痢不止，口干发热，饮食不进，犹服香连等药，完谷不化，尚谓邪热不杀谷，欲进芩连，数日不食，热甚危迫。余诊之，脉大而数，按之极微。询之小便仍利，腹痛而喜手按，此火衰不能生土，内真寒而外假热也。小便利则不热可知，腹喜按则

虚寒立辨，亟进附子理中汤，待冷与一剂而痛止。连进一十余剂，兼服八味丸而康。（《删补颐生微论·卷之四·医案论第二十三》）

编者注：患者虽口干发热，但完谷不化，脉大而数，按之极微，此乃内真寒而外假热也，不可妄用芩连，痢当用补。李氏反用附子理中汤一剂而痛止，连进十余剂，又兼用八味丸补肾阳。

淮安郡候许同生令爱，痢疾腹痛，脉微而软。余曰：此气虚不能运化精微，其窘迫后重者，乃下陷耳。用升阳散火汤一剂，继用补中益气汤十剂即愈。（《医宗必读·卷之七》）

编者注：此病气虚不能运化精微，气机升降失常，而窘迫后重，李氏东垣升阳散火汤一剂发散郁火，又用补中益气汤十剂固本即愈，此学东垣之法。

文学顾伟男之内，痢疾一月，谁药无功。余诊之曰：气血两虚，但当大补，痢家药品一切停废，以十全大补连投十剂，兼进补中益气加姜、桂，二十余剂而安。（《医宗必读·卷之七》）

编者注：病虽痢疾，但已经一月，脉大无力，乃气血虚弱之证，遂以十全大补气血双补兼以温阳，又以补中益气加减健脾固本而善后。

抚台毛孺初，痢如鱼脑，肠鸣切痛，闻食即呕。余曰：脉虽洪大，按之濡软，右尺倍甚，此命门火衰，不能生土。若非参、附，无益于病。今脾土太虚，虚则补母，复何疑乎？用人参五钱，熟附一钱五分，炮姜二钱，白术、陈皮各二钱。三剂呕吐止，更服补中汤加姜、附，十四剂即理事。（《里中医案·毛孺初痢疾呕吐》）

编者注：痢疾虽重，脉洪大濡软，病机为命门火衰，不能生土。故投附子理中汤温肾培土，补中益气汤加姜附健脾温中，脾肾并治，几半月而愈。

十、便秘

1. 肾阴虚

经曰：北方黑色，入通于肾，开窍于二阴。

【李中梓注曰】肾主五液，津液盛则大便调和，若饥饱劳役，损伤胃气，及过于辛热厚味，则火邪伏于血中，耗散真阴，津液亏少，故大便燥结。又有年老气虚，津液不足而结者，肾恶燥，急食辛以润之是也。

愚按：《内经》之言，则知大便秘结，专责之少阴一经，证状虽殊，总之津液枯干，一言以蔽之也。（《医宗必读·卷之九·大便不通》）

2. 气血虚

更有老年津液干枯，妇人产后亡血，及发汗利小便，病后血气未复，皆能秘结，法当补养气血，使津液生则自通，误用硝黄利药，多致不救，而巴豆、牵牛，其害更速。八珍汤加苏子、广橘红、杏仁、苁蓉，倍用当归。（《医宗必读·卷之九·大便不通》）

3. 禁忌

久虚者，如常饮食法煮猪血脏汤，加酥食之，血仍润血，脏仍润脏，此妙法也。每见江湖方士，轻用硝黄者，十伤四五，轻用巴丑者，十伤七八，不可不谨也。或久而愈结，或变为肺痿吐脓血，或饮食不进而死。（《医宗必读·卷之九·大便不通》）

【医案】

文学顾以贞，素有风疾，大便秘结，经年不愈，始来求治。余曰：此名风秘，治风须治血，乃大法也。用十全大补汤加秦艽、麻仁、杏仁、防风、煨皂角仁，半月而效，三月以后永不复患。以手书谢曰：不肖道力，僻处穷乡，日与庸人为伍，一旦婴非常之疾，困苦经年，靡剂不尝，反深沉痼。遂不远百里，就治神良，乍聆指教，肺腑快然，及饮佳方，如臭味之投，百日以来，沉痼顿释，今幸生归矣。凡仰事俯育，傥非意外之庆，则傥非台翁之赐哉！全家额首，尸祝湛恩，乞附名案之尾，以志感惊，幸甚。（《医宗必读·卷之九·大便不通·医案》）

编者注：患者大便秘结经年，李氏认为此是风秘，遵治风者先治血之旨，以十全大补加防风、杏仁、麻仁，补益气血阴阳，润肠通便，防风提壶揭盖，半月而愈。肺与大肠相表里是也。

少宰蒋恬庵，服五加皮酒，遂患大便秘结，四日以来，腹中胀闷，服大黄一钱，通后复结。余曰：肾气衰少，津液不充，误行疏利，是助其燥矣。以六味丸煎成，加人乳一盏，白蜜五钱，三剂后即通，十日而康复矣。（《医宗必读·卷之九·大便不通·医案》）

编者注： 患者饮酒助湿生热，损伤津液，妄用大黄，通后复结。李氏认为肾气衰少，津亏不济，便干难出，当用六味地黄加人乳、白蜜滋阴润燥，十日而康。

少宗伯顾邻初，手脚麻痹，大便燥结。余曰：肾虚不能上交，心虚不能下济。服八味丸、十全大补汤，一月而精神旺，肌肉渐充。（《里中医案·顾邻初脚麻痹，大便燥结》）

编者注： 患者手脚麻痹，大便燥结，病机乃阴阳气血俱虚，脾肾皆亏，肌肉筋脉失养，肠道干燥，粪便难下，闭而不出。八味丸、十全大补汤补阴补阳补气补血，五脏强壮，肌肉渐充，精神旺盛，便秘何有？

十一、 噎膈反胃

1. 脾虚

古人指噎塞为津液干枯，故水液可行，干物难进，为病在上焦是矣。愚谓若果津液枯涸，何以汤饮才下，涎即上涌乎？明系咽膈之间，交通之气不得相入，皆冲脉上行，逆气所为也。惟气逆，故水液不得居润下之常，随其逆上之气涌耳。若以为干枯而用润剂，岂不反益其邪乎？贵深原其故，拟立一主方，而随症加减，在圆机者通变也。七情所伤，当多用辛，以横行而散，半夏、白蔻、益智、陈皮、生姜之类。然中气既伤，徒与散泄，邪未得除，正反受困，必须调养中宫，以全资生之本，参、芪、术、草之类不可少也。喉中如有物不下者，痰气也，俗云梅核膈，加诃子、昆布；膈间作痛，必是痰血，归尾、桃仁、韭汁、童便，甚者宜加大黄微利之。（《病机沙篆·卷上·噎膈反胃》）

夏三月，阳气在外，阴气在内。噎证值此时，天助正气而挫其邪气，不治自愈。如不愈者，阴气极甚，正气不伸耳，乃以四君子汤送利膈丸，木香、槟榔各七钱五分，大黄、厚朴各二两，人参、当归、甘草、茯苓、枳实各一两，共为细末，水和丸，煎汤送三钱。每饮食入胃，复吐涎沫如鸡子白者，盖脾主涎，脾虚不能约束津液，故涎沫自出，非用人参、白术、益智等，不能摄也。(《病机沙篆·卷上·噎膈反胃》)

咽喉闭塞，胸膈满闷，暂用香砂枳朴以开滞疏结，然破气太过，中气因而不运，当异功散加香、砂，使气旺则能健运。(《病机沙篆·卷上·噎膈反胃》)

反胃新愈，切不可便与粥饭，每日用人参一两、陈皮三钱、焦仓米三钱煎汤细呷之，后可小试陈米饮及糜粥。如仓廪未固，骤贮米谷，往往败事，多致不救。(《病机沙篆·卷上·噎膈反胃》)

2. 肾虚

火衰不能生土而反胃者，其脉沉迟，八味丸减熟地，加砂仁、沉香。(《病机沙篆·卷上·噎膈反胃》)

3. 脾肾虚

反胃者，真火衰微，胃寒脾弱，不能消谷，朝食暮吐，暮食则朝吐。设饮食入胃，既抵胃之下脘，复反而出者，理中汤，甚者加附子。(《病机沙篆·卷上·噎膈反胃》)

4. 阴血虚

如血槁者，用生熟地黄、麦门冬、当归、葳蕤、仓米煎膏，入韭汁、人乳或牛乳、桃仁泥、芦根汁，和匀细呷，缓缓嚼化。(《病机沙篆·卷上·噎膈反胃》)

5. 阳虚

冬三月，阴气在外，阳气内藏，外助阳气不得发汗，内消阴火勿令泄泻，此闭藏固密之大要也。吴茱萸主之，同益智、草蔻、陈皮、黄芪、人参、升麻、当归、甘草、青皮、木香、半夏、麦芽、泽泻、姜黄等，为末蒸饼丸，生姜汤送三钱。(《病机沙篆·卷上·噎膈反胃》)

经曰：能合色脉，可以万全。此证之所以疑难者，方欲健脾理痰，恐燥剂有妨于津液；方欲养血生津，恐润剂有碍于中州。审其阴伤火旺者，当以养血为亟；脾伤阴盛者，当以温补为先。(《医宗

必读·卷之七·反胃噎塞》)

【医案】

江右方春和，年近五旬，多欲善怒，患噎三月，日粥一盅犹吐其半，六脉弱薄，神情困倦，喜饮热汤，小便清白。用理中汤加人乳、姜汁、白蜜，二剂便减，十剂而多粥，加减至四十剂，而噎与吐咸绝迹矣。(《里中医案·方春和噎》)

编者注： 此患者喜饮热汤，小便清白，自是阳虚之证，予理中汤加人乳、姜汁、白蜜，辨证准确，二剂吐减，十剂而多粥，但是脾胃病难以速效，加减用四十剂方愈。

金元之之内患噎，胸腹有奇痛而经阻，医认瘀血。余察其脉，细为气衰，沉为寒痼，若攻瘀血，加霜于雪也。况自下而上，处处皆痛，明非血矣。参、芪、术各二钱，木香、姜、桂各一钱，煎成，和醇酒饮之。甫入口便快，半月而痛止。因常服理中汤，数年弗辍。(《里中医案·金元之之内噎症》)

南都徐奉诚，膈噎不通，渣质之物不能下咽，惟用人乳、醇酒数杯，吐沫不已，求治于余。余曰：口吐白沫，法在不治，脉犹未败，姑冀万一。用人参、黄芪、当归、白术、陈皮、桃仁、牛乳、白蜜、姜汁，连进十剂，白沫渐少，倍用参、术，三月全安。(《医宗必读·卷之七》)

编者注： 李氏认为，噎膈之证，中气既伤，徒与散泄，邪未得除，正反受困，必须调养中宫，以全资生之本，参、芪、术、草之类不可少也。以上两案，脉细而沉，乃气衰寒胜之象，遂用参、芪、术、木香、姜、桂等药，和醇酒饮之，以醇酒温散以助药力。

太学姚三省，膈噎呕吐，或与清火，或与疏通，或与化痰，或与散郁，居半载而愈甚。余曰：气口无力，两尺迟难，脾肾交虚之诊也。脾虚则升降失职，而痰起中焦，肾虚则真火衰微，食难运化，与白术五钱，炒令焦色，半夏二钱，炮姜二钱，沉香一钱。一剂而呕吐减半，再剂而食进。凡二十日而善啖，如汤沃雪，余亦不意其速效至此。(《删补颐生微论·卷之四·医案论第二十三》)

编者注：噎膈之病，多数认为是气郁痰火之证，此案气口无神，神门衰软，脾肾两虚，脾肾双补，补命火且祛痰浊，遂以白术五钱，炒令焦色，半夏二钱，炮姜二钱，沉香一钱，针对病机，辨证准确，遂一剂而减，十剂而能进食。

第四节　肝胆系病证

一、胁痛

故治胁痛必须平肝，平肝必须补肾，肾水足而后肝木有养，其气自平，而胁痛止矣。宜肝肾兼资汤，熟地一两，白芍二两，当归一两，白芥子三钱，栀子（炒）一钱，山萸肉五钱，甘草三钱，水煎服，此方补肾为主，滋肝佐之，兼理痰火，一剂而胁痛止。（《病机沙篆·卷下·胁痛》）

【医案】

江右太学李明奇，素雄壮，忽患左胁痛，手不可近，用左金丸、泻肝汤。至月余痛处渐大，右胁亦痛，不能行动，神气如痴，惚惚若有所失，面色黄，两关脉促，此蓄血已深，非快剂不下也。用桃仁承气汤，一服不动。再加干漆、生大黄五钱，下血块十余枚，痛未全减，又下数枚如鸡子大者，痛遂止，神乃爽然。惟见困倦，先与独参汤，再用八珍汤调理三月而康。（《删补颐生微论·卷之四·医案论第二十三》）

编者注：左胁痛，手不可近，病属实证；脉促，可见气、血、痰郁积。肝主藏血，李氏断用桃仁承气下之，病重药轻，再加破血之品，病有所伤。痛止则用独参汤、八珍汤徐徐调养三月，方收全功。

文学骆元宾，十年患疝，形容枯槁，余视之，左胁有形，其大如臂，以热手握之，沥沥有声，甚至上攻于心，闷绝者久之，以热醋熏炙方醒。余曰：此经所谓厥痛，用当归四逆汤（当归、桂枝、芍药、细辛各一钱，甘草、通草各七分，水盏半，大枣三枚，煎七分服。主治手足厥寒，脉细欲绝。编者注），半月积形衰小，更以

八味丸（金匮肾气丸。编者注）间服。喜其遵信余言，半载无间，积块尽消，后不复患。（《医宗必读·卷之八》）

编者注： 久病成积，气血瘀结。此《内经》所谓厥病也，《素问·厥论》云："阳气衰于下，则为寒厥。"《伤寒论》言："凡厥者，阴阳气不相顺接，便为厥。"得温则行，得寒则凝。李氏先以当归四逆温经散寒，养血通脉，继以八味补肾缓图，温养扶正。

新安程旆林，素禀虚羸，左腹有肥气。余以补中汤，兼肥气丸，三增三减，积始尽去，更以参、术、姜、附为丸，调摄数月而瘳。（《里中医案·程旆林肥气》）

编者注： 患者素体虚弱，左腹有肝积，虚实夹杂，以补中益气汤兼肥气丸三补三消，继以参、术、姜、附为丸补其阳气，调摄数月症消而愈。

二、黄疸

1. 脾虚

假令病久，脾衰胃薄，必以补中，参术健脾汤。（《医宗必读·卷之十·黄疸》）

2. 脾肾虚

若夫御女劳伤，则膀胱急而小便自利，微汗出而额上色黑，手足心热，发以薄暮，加味四君子汤、东垣肾疸汤。（《医宗必读·卷之十·黄疸》）

【医案】

青浦邑尊韩原善，遍体发黄，服茯苓渗湿汤。余曰：脉细如丝，身冷如冰，口中不渴，此阴黄也。以姜汁同茵陈遍身擦之，服六君子（六君子汤：人参、白术、炒茯苓各一钱，半夏、橘红各一钱五分，炙甘草五分，生姜五片。编者注）加干姜、熟附、茵陈，应手而效。（《里中医案·韩原善阴黄》）

编者注： 黄家所得，从湿得之。湿从寒化，中阳不振，脾衰胃薄，其人脉细如丝，身冷如冰，口中不渴，此阴黄也，必以补中。本案以茵陈利湿退黄，六君、姜附温阳振脾，辨证极准，见效极速。

三、 积聚

癥者，按之应手，亦如五积之不移。瘕者，假物成形，如血鳖、石瘕之类。痃，皮厚也，在肌肉之间而可见者也。癖者，僻也，内结于隐僻，外不可见也。

愚按：积之成也，正气不足，而后邪气踞之，如小人在朝，由君子之衰也。正气与邪气势不两立，若低昂然，一胜则一负。邪气日昌，正气日削，不攻去之，丧亡从及矣。然攻之太急，正气转伤，初、中、末之三法，不可不讲也。初者，病邪初起，正气尚强，邪气尚浅，则任受攻；中者，受病渐久，邪气较深，正气较弱，任受且攻且补；末者，病魔经久，邪气侵凌，正气消残，则任受补。盖积之为义，日积月累，匪伊朝夕，所以去之亦当有渐，太亟则伤正气，正气伤则不能运化，而邪反固矣。

余尝制阴阳两积之剂，药品稍峻，用之有度，补中数日，然后攻伐，不问其积去多少，又与补中，待其神壮则复攻之，屡攻屡补，以平为期。此余独得之诀，百发百中者也。经曰：大积大聚，其可犯也，衰其半而已。故去积及半，纯与甘温调养，使脾气健运，则破残之余积，不攻自走，必欲攻之无余，其不遗人夭殃者鲜矣。经曰：壮者气行即愈，怯者着而为病。洁古云：壮盛人无积，虚人则有之，故当养正则邪自除。譬如满座皆君子，一二小人自无容身之地。虽然，此为轻浅者言耳，若大积大聚，不搜而逐之，日进补汤无益也。审知何经受病，何为成疾，见之既确，发直人之兵以讨之，何患其不愈？《兵法》云：善攻者，敌不知其所守。是亦医中之良将也夫！（《医宗必读·卷之七·积聚》）

【医案】

襄阳郡守于鉴如，在白下时，每酒后腹痛，渐至坚硬，得食辄痛。余诊之曰：脉浮大而长，脾有大积矣。然两尺按之软，不可峻攻，令服四君子汤七日，投以自制攻积丸三钱，但微下，更以四钱，服之下积十余次，皆黑而韧者。查其形不倦，又进四钱，于是腹大痛，而所下甚多，服四君子汤十日，又进丸药四钱，去积三

次，又进两钱，而积下遂至六七碗许。脉大而虚，按之关部豁然矣。乃以补中益气即愈调补，一月痊愈。(《医宗必读·卷之七》)

编者注：脉浮大而长，脾有大积矣。然两尺按之软，不可峻攻。李氏令其先服四君子汤七日补益正气，然后投以自制攻积丸损其有形之积，攻补交替，补其正，损其积，终用补中益气调补一月痊愈。虚实并见，补损结合，攻补兼施，因人制宜，这是李氏用药思路与特点。

壬子秋，余应试北雍，值孝廉张抱赤，久荒于色，腹满如斗。参汤送金匮丸，小便稍利，满亦差减。越旬日而满如故，肢体厥逆，仍投前丸，竟无裨也。举家哀乱，惟治终事。抱赤泣而告曰：若可救我，当终其身父事之。余曰：即不敢保万全，然饵金液丹至数十粒，尚有生理。抱赤连服百粒，小便遄行，满消食进，更以补中、八味并进，遂获痊安。故夫药中肯綮，如鼓应桴。世之病是症，而不得援者众矣。有如抱赤之倾信者，几何人哉？况硫非治满之剂，只因元阳将绝，而参附无功，借其纯阳之精，令阴寒之滞见暖冰消尔。(《本草通玄·卷下·金石部·硫黄》)

编者注：张氏久荒于色，肾亏可知；腹满如斗，积聚是也。李氏治积，重在扶正，故用纯阳硫黄救于危重。金液丹只硫黄一味，其经过九次高温煅炼后，性质有别于生硫黄。患者因元阳将绝，进服参附不能取效，硫黄虽有毒性，然只要辨证得当，亦可取良效。用药如用兵，不可因兵凶而废之，本案以金液丹壮阳道，挽回险情，待满消食进后以补中益气汤并服八味肾气丸扶正而安。

第五节 脑系病证

一、头痛

1. 阳虚

头者，天之象也，阳之分也，六腑清阳之气，五脏精华之血，皆朝会于高巅。天气所发六淫之邪，人气所变五贼之逆，皆能犯上而为酷害，或蒙蔽其清明，或壅遏其经隧，与正气相薄。郁而成热，脉满而痛，是皆为实也。若寒湿所侵，虽正气衰微，不与相搏而成热，然邪袭于外，则血凝涩而脉挛缩，收引小络而痛，得温则痛减，是为虚也。（《病机沙篆·卷下·头痛》）

2. 血虚

东垣云：高巅之上，惟风可到。故味之薄者，阴中之阳，自地升天者也。所以头痛皆用风药治之，总其大体而言也。然患痛者，血必不足，而风药最能燥血，故有愈治而愈甚者，此其要尤在养血，不可不审也。一人往返燕京，感受风寒，遂得头疼，数月不休。凡头风之药，无所不服，其痛更甚，肢肉瘦削，扶策踵门，求予疗治。予思此证明系外邪，如何解散不效，语有之曰：治风先治血，血行风自灭。本因血虚，而风寒入之，今又疏泄不已，乌能愈乎？又闻之：痛则不通，通则不痛，故以当归生血活血，木通利脉道而行当归之力。问患者能酒乎？曰：能，而且可多，近为医戒，不敢饮。因令用斗酒入二味于中，浸三日夜，重汤煮滚，乘热饮之，至醉，醉则去枕而卧，卧觉疼若失。所以取酒者，欲引二药之性，上升于头。至醉乃卧者，醉则挟肌肤沦骨脉，药力方到，卧则血有所归，其神安也。有志活人者，推此用之，思过半矣。然又有火郁于上而痛者，经云火淫所胜，民病头痛，治以冷剂，宜酒芩、石膏之类，治之不可泥于此法也。又有一方，用芎、归、熟地、连翘各二钱，水煎去渣，以龙脑薄荷叶二钱放碗底，将药乘沸冲下，鼻吸其气，俟温即服，服即安卧，其效甚速，然亦为血虚者所设耳。

脑者髓之海，髓不足，则脑为之痛，宜茸珠丹之类治之。如用风药，久之必死。（《病机沙篆·卷下·头痛》）

眉尖后近发际曰鱼尾，鱼尾上次头痛，属血虚，四物汤加薄荷。（《医宗必读·卷之八·头痛·风湿挟热头痛》）

血虚痛，自鱼尾眉尖后近发际上，川芎、生地黄、薄荷、当归，用沸汤泡，乘热吸之，候温服。（《病机沙篆·卷下·头痛》）

3. 气虚

气虚痛，耳鸣，九窍不利，遇劳则甚，参、芪、归、术、升

麻、芎、芍、细辛、蔓荆子、陈皮、甘草。(《病机沙篆·卷下·头痛》)

头痛九窍不利，属气虚，补中益气汤加芍药、川芎、细辛。(《医宗必读·卷之八·头痛·风湿挟热头痛》)

4. 气血俱虚

气血俱虚，参、芪、苓、术、芎、归、升、柴、蔓荆、细辛。(《病机沙篆·卷下·头痛》)

半边头痛。左为血虚，右属气虚。蓖麻子五钱，去壳，大枣十五枚，去核，共捣研如泥，涂棉纸上，用着一只卷之，去着纳鼻中，良久取下，清涕即止。生萝卜汁仰卧注鼻中，左痛注右，右痛注左。芎犀丸极效。(《医宗必读·卷之八·头痛·偏头痛》)

5. 五脏虚

针灸经云：头痛、头风、头晕，皆有风、有火、有痰，亦多属虚。如《本事方》曰：肾虚则头痛下虚也，肝虚则头晕上虚也，均宜补之。若灸百会、囟会，而丹田、气海必不可缺。而痛脑顶陷至泥丸者，此真头痛，旦发夕死，夕发旦死。(《病机沙篆·卷下·头痛》)

肾厥头痛，即经所谓下虚上实，其脉举之则弦，按之则坚，玉真丸、来复丹。(《医宗必读·卷之八·头痛·风湿挟热头痛》)

【医案】

楚中中翰林秦五梅，奉旨祭葬董玄宰，昏倦发热，头痛恶风。郡侯方公祖命余诊之。余曰：中气大虚，元气下陷，阳气不充而头痛，形气衰少而内热。用调中益气加葛根，一剂而愈，再煎而起。更制脾肾两丸，俾服逾月，而健旺倍常矣。(《删补颐生微论·卷之四·医案论第二十三》)

编者注：《素问·阴阳应象大论》云："清阳出上窍，浊阴出下窍。"本案为中气不足，六脉虚软，反误以外感有余而投用风药，耗气而难祛外邪。头者，天之象也。元气下陷，非升不举。李氏辨为内伤，人参、白术、黄芪补中益气，甘温除热，升麻、柴胡、葛根祛散外邪，宣散内热，补散结合，以补为主，服尔即效，可见辨证何等重要。

内戚顾淡之，劳神之后，烦躁大热，头痛时作时止，医者禁其饮食，一与之解表，见四日热不退，欲与攻里。余诊之曰：脉不浮紧，安得表耶？又不沉实，安得里耶？惟心部大而涩，此劳心而虚烦，乃类伤寒，非真伤寒。禁食饿绝矣，与之粥，兼进归脾汤（人参、茯神、龙眼肉、黄芪、炒酸枣仁、白术各二钱半，当归、远志各一钱，木香、甘草各三分，生姜五片，红枣一枚。主治思虑伤心脾，健忘怔忡。编者注），五日安。（《医宗必读·卷之五》）

编者注：本案劳极神伤，内伤发热，原为不足之证，脾胃气虚则下流于肾，阴火得以乘其土位。禁食则绝生化之源，风药耗散正气，气血两虚，脉大且涩，李氏投以大剂归脾汤补益心脾，气足血充，生化有源，五日即安。

少宰蒋恬庵，头痛如破，昏重不宁，风药、血药、痰药久治无功，余曰：尺微寸滑，肾虚水泛为痰也，地黄四钱，山药、丹皮、泽泻各一钱，茯苓三钱，沉香八分，日服四帖，两日辄减六七，更以十味丸（六味地黄丸加肉桂一两。编者注），人参汤送，五日其痛若失。（《医宗必读·卷之八》）

编者注：本案病机为肾虚水泛为痰，蒙蔽清窍，阻塞不通，头痛如破，昏重不宁。李氏仿赵献可，投六味地黄丸或七味丸，人参汤送，健脾除湿，补肾填精，杜绝生痰之源，五日获效。这是见痰休治痰的具体体现。

二、眩晕

眩在眼，黑而花；晕如转运之运。俗名头眩、头旋。《内经》论晕属肝木，为上虚；仲景主痰；丹溪主火与虚。（《病机沙篆·卷下·眩晕》）

1. 脾虚

吐下后，逆满，头眩，脉沉紧，发汗则动其经，身为振摇，茯苓桂枝白术甘草汤。（《伤寒括要·卷上·眩》）

动气在左，误汗则头眩，汗不止，筋惕肉瞤，小建中汤。（《伤寒括要·卷上·眩》）

2. 肾虚

吐下后脉微，心下痞硬，胁痛，气上冲，眩冒动惕，久而成痿，真武汤。(《伤寒括要·卷上·眩》)

肾虚上则头眩，六味丸加牛膝、沉香、肉桂，纳火归元之法也。(《病机沙篆·卷下·眩晕》)

3. 脾肾虚

有虚在气分或汗多亡阳而眩者，宜补中益气加芎、地、天麻。或脑虚而眩，用鹿茸为末，同六味汤服。(《病机沙篆·卷下·眩晕》)

4. 气虚

挟气虚者，补中益气汤加芎、麻。(《伤寒括要·卷上·头眩》)

5. 阳虚

眩者，目黑暗而无常主也，脑髓空虚也。眩冒者，昏冒也。少阳口苦咽干，目眩者，邪渐入里而表中阳虚也；太阳、少阳并病眩者，虚也。头眩与眩冒，皆由汗吐下后阳虚也。阳明中风头眩，不恶寒，此为风也。若言乱目眩，即为死证。(《伤寒括要·卷上·眩》)

眩者，头旋眼花也。因汗、吐、下后上焦虚也，少阳发窍在目，且居表里之间，表邪渐入于里，表中阳虚故目眩也。发汗过多，言乱，目眩者死。(《伤寒括要·卷上·头眩》)

太阳汗、吐、下后，表里俱虚，必眩冒，真武汤加川芎、天麻。太阳汗后不解，心下悸，头眩肉瞤，振振擗地，真武汤加川芎、天麻。(《伤寒括要·卷上·头眩》)

6. 血虚

肝木上虚而眩，四物汤加天麻、甘菊、枸杞。(《病机沙篆·卷下·眩晕》)

防眩汤：人参三钱，白术、熟地、当归各一两，川芎、山萸五钱，白芍一两，半夏三钱，天麻一钱，陈皮五分，水煎服。盖眩晕似乎小证，卒然眼花倒扑而不可救者，治之不可不早，故曰防眩，多服受益，不可一二剂不见功而止也。(《病机沙篆·卷下·眩晕》)

挟血虚者，四物芎麻汤。(《伤寒括要·卷上·头眩》)

7. 预后

少阴利止，头眩，时时自冒者死。(《伤寒括要·卷上·头眩》)

少阴下利，止而眩冒者死。(《伤寒括要·卷上·眩》)

【医案】

太史杨方壶夫人，忽然晕倒，医以中风之药治之，不效。迎余诊之，左关孩急，右关滑大而软，本因元气不足，又因怒后食停，先以理气消食之药进之，得解黑屎数枚，急以六君子（六君子汤。编者注）加姜汁，服四剂而后晕止，更以人参五钱，芪、术、半夏各三钱，茯苓、归身各二钱加减，调理两月而愈。此名虚中，亦兼食中。(《医宗必读·卷之六》)

编者注：本案名虚中，素体元气不足，加之大怒而致食停于中，气机升降阻滞，阴阳不能顺接，忽然晕倒。急则治标，以理气消导直下食积，畅通气机，再进补脾益气之品，以图根本。病有兼夹，证有主次，细细诊脉，不遗疏漏。

新安吴文邃，眩晕者三载，战栗恶寒，五月而向火。数妾拥居帷帐，屡服姜、桂，千里延余。予谓脉浮之细小，沉而坚搏，是郁火内伏，不得宣越也。用山栀三钱，黄连二钱，黄柏一钱五分，柴胡一钱，甘草五分，生姜五片，乘热呕饮之。移时而恶寒稍减，再剂而辍去火炉，逾月而起。更以六味丸、知、柏，用人参汤送下，两月全安。余知此病者，虽恶寒而喜饮热汤，虽脉细而按之搏指，灼然为内真热而外假寒，热极反兼胜己之化。以凉药热饮者，内真寒而外假热之剂也。(《里中医案·吴文邃真热假寒》)

编者注：本案火郁于内，炎上眩晕三年，伏则外寒，战栗恶寒，居帏帐之内，五月间还要烤火，投温药病剧。然脉浮细小，沉按搏坚，证脉不符，实乃真热假寒兼有阴虚。《素问·六元正纪大论篇》曰："火郁发之。"李氏取黄连解毒汤之意，苦寒直折，清泻伏火；又伍柴胡、生姜辛味发散郁火，月余而起。因考虑患者数妾拥居，房劳过度，肾亏不可避免，故以人参汤送服六味丸、知、柏，气阴双补，减轻虚热，两月全安。

三、中风

1. 气虚

类中之症，其卒倒偏枯，语言謇涩，痰涎壅盛，皆与真中风相类，故曰类中，但无六经形症为异耳。此惟中气虚惫，故虚风内煽所致。东垣主虚，诚为合论。河间主火、丹溪主痰，其言各殊。而不知其虚也，故无根之火发焉；惟其虚也，故逆上之痰生焉。东垣举其本，河间、丹溪道其标，似异而实同也。心火，凉膈散；肝火，小柴胡汤；水虚火炎，六味地黄汤。类中之卒倒偏枯，症类虽有多种，总由真气不周充，血液因而逆泣也。参、芪君之，归、地佐之，更以秦艽、茯神、竹沥、人乳、姜汁、梨汁最为稳当。（《病机沙篆·卷上·中风》）

多属气虚，宜参芪汤，少加益智，频频吸之。（《医宗必读·卷之六·真中风·遗尿》）

风多者，桂枝汤，若表虚者，玉屏风散。（《医宗必读·卷之六·真中风·自汗》）

东垣以卒倒昏愦，皆属气虚。过于劳役，耗损真元，脾胃虚衰，痰生气壅，宜六君子汤。（《医宗必读·卷之六·类中风·虚中》）

虚而下陷者，补中益气汤。（《医宗必读·卷之六·类中风·虚中》）

2. 气血虚

凡治中风须分阴阳。阴中者，其色青，或黑或白，痰喘昏迷，眩冒多汗，甚则手足厥冷；阳中者，面赤唇焦，牙关紧急，上视强直，掉眩烦渴。凡人大指次指麻木不仁，三年之内必患中风，须预防之。宜慎起居、节饮食、远房帏、调性情，更以十全大补汤加羌活，久久服之，经岁不辍，则潜移默夺，弭灾却疾矣。若用古法天麻丸、愈风丹开其玄府，漏其真液，适足以招风取中耳，预防云乎哉。（《病机沙篆·卷上·中风》）

口眼歪斜，耳鼻常静，故风息焉；口鼻常动，故风生焉。风摇则血液衰耗无以荣筋，故筋脉拘急，口目为僻，眦急不能卒视。人参、黄芪、当归、白芍、升麻、秦艽、葛根、防风、钩藤、红花、苏木，水煎和酒服；外用桂枝三两，酒煎浓汁，以故布浸之，乘热左歪搽右，右歪搽左；再以乳香二两、皂角一两锉拌匀，烧烟熏之。(《病机沙篆·卷上·中风》)

3. 阳虚

阳气虚者，芪附汤。(《医宗必读·卷之六·真中风·自汗》)

4. 阴虚

若兼盗汗者，补中益气送六味地黄丸，或当归六黄汤。(《医宗必读·卷之六·真中风·自汗》)

5. 脾虚

脾土不足，痰涎壅盛，言謇涩者，六君子汤加南星、木香、干葛、枳实、远志、竹茹；挟热者，山栀、连、芩、花粉、薄荷。(《病机沙篆·卷上·中风》)

四肢不举，其脉缓大有力者，土太过也，平胃五苓散主之；其脉细小无力者，土不及也，补中益气汤主之。随症加减：身体疼痛，挟湿热者，当归拈痛汤，羌、防、升、葛、知、茯、草、猪、泽、茵陈及苦参、人参、二术、当归，并汤名拈痛有奇勋。挟寒者，铁弹丸，乳、没各一两，乌头泡去皮，灵脂酒淘净，加麝、薄荷宜。挟虚者，十全大补汤加秦艽。身重，气虚也，补中八味治之。周身尽痛者，蠲痹汤，归、芍、姜黄与羌活、甘草、黄芪，姜、枣煎。身重之症，时师只知燥湿，而不知补虚，按《素问·示从容论》篇历言肝虚、肾虚、脾虚皆令人体重烦冤。是以身重乃虚证也，不只于湿可尽耳。(《病机沙篆·卷上·中风》)

肌肤尽痛，诸阳之经皆起于手足，而循行于身体。风寒客于肌肤，始为痹，复伤阳经，随其虚处而停滞，与血气相搏，故风痹而手足不随。实者脾土太过，当泻其湿；虚者脾土不足，当补其气。血枯筋急者，四物汤；木旺风淫者，四物汤加钩藤、秦艽、防风；痰多者，六君子加秦艽、天麻、竹沥、姜汁。(《医宗必读·卷之六·真中风·手足不随》)

善饥多食，风木太过，凌虚中州，脾土受攻，求助于食，法当泻肝安脾，则复其常矣。青皮、芍药、柴胡、山栀、人参、白术、甘草、茯苓。更当随时审症而为之变通也。（《病机沙篆·卷上·中风》）

遗尿不禁，脾虚下陷者，补中益气汤加益智。（《病机沙篆·卷上·中风》）

6. 肾虚

东垣以卒倒昏愦，皆属气虚……因于房劳者，六味地黄丸。（《医宗必读·卷之六·类中风·虚中》）

语言謇涩，经曰：足太阴之脉，连舌本，散舌下。病则舌本强。又：足少阴之直者，挟舌本。又曰：内夺而厥则为喑痱。又肾脉之气不上循喉咙挟舌本，则不能言。用地黄饮子（地黄、巴戟、苁蓉、茱萸肉、桂枝、附子、薄荷、麦冬、五味、茯苓、菖蒲、远志、石斛）。（《病机沙篆·卷上·中风》）

遗尿不禁，肾虚不能收摄者，地黄饮子合参麦散。（《病机沙篆·卷上·中风》）

【医案】

钱台石，年近六旬，昏倦不能言，鼻塞，二便闭，此心肺二脏中风也。服顺气疏风化痰之剂，已濒于危矣。比余诊之，六脉洪大，按之搏指，乃至虚反有盛候也，宜补中为主，佐以祛风化痰，方可回生。举家惶惧，两日不决。余瞋目而呼曰：今日无药则毙矣！若服参而病进，余一人独任其咎。乃以大剂补中益气（补中益气汤。编者注）加秦艽、钩藤、防风、竹沥，再剂而神爽，加减调治五十日始愈。（《医宗必读·卷之六》）

编者注：其虚也，无根之火发；其虚也，逆上之痰生。本案可佐补中益气固本，祛风化痰治标，这是李氏治疗中风的常用治法。

延平太守唐东瀛，多郁多思，又为府事劳神，昏冒痰壅，口歪语涩，四肢不随，时欲悲泣，脉大而软，此脾肺气虚，风在经络。余以补中益气（补中益气汤。编者注）去黄芪加秦艽、防风、天麻、半夏，十剂症减二三，更加竹沥、姜汁，倍用人参，兼与八味丸（金匮肾气丸。编者注），两月乃愈。（《医宗必读·卷之六·真中风》）

编者注：虚人用风药当知散邪而非散气。李氏补中益气为底，加用风药，病止辄停。后进益气补肾之品，治病求本。其实本案用药乃补中益气汤与半夏白术天麻汤的合方。

姚元长，自奉奢侈形肥，以艰于嗣，郁郁不乐，当夏末忽手足不遂，医认中风经月矣。余曰：形乐志苦，病生于筋，治之以熨是也。乃内服归脾汤加钩藤、木瓜，外用吴茱萸、桂枝、晚蚕沙，共为末，入葱打和如膏，以绢盛着患处，火斗熨之，七日瘥。（《里中医案·姚元长手足不遂》）

编者注：患者痞积愈后，调理失宜，胸腹痛甚，医者拘泥痛无补法，误用理气化痰之药。李氏据脉大而无力，诊为脾胃气虚，外治内服，标本兼用。投归脾汤且重用人参，大补元气，气行血通，其痛立止。外用温热，不虞有燥热之弊。

徽商汪华泉，忽然昏扑，遗尿手撒，汗出如珠，众皆以绝证既见，决无生理。余曰：手撒脾绝，遗尿肾绝，法在不治，惟大进参、附，或冀万一。遂以人参三两，熟附五钱，煎浓灌下，至晚而汗减。复煎人参二两，芪、术、附各五钱，是夜服尽，身体稍稍能动。再以参附膏加生姜、竹沥盏许，连进三日，神气渐爽。嗣后以理中（理中汤。编者注）、补中（补中益气汤。编者注）等汤，调养二百日而安。

编者注：本案回阳救逆，非大剂参附不可。卒中之后，难免体虚，故再进理中、补中调养。

文学陈文阿，两足麻痹，初服和血，改服攻痰，更服导湿，并两手亦患矣。余曰：脉洪而软，阴阳并虚，虚风鼓动，良由攻治太深，真元日削耳。用神效黄芪汤（黄芪二钱，人参、白芍药、炙甘草各一钱，蔓荆子二分，陈皮五分。小便涩加泽泻；有热加酒炒黄柏；麻木虽有热，不用黄柏，再加黄芪一钱；眼缩小去芍药。忌酒、醋、面、葱、蒜、韭、生、冷。编者注）加茯苓、白术、当归、生地，十剂而小效，更以十全大补（十全大补汤。编者注）加秦艽，六十余服而安。（《里中医案·陈文阿两足麻痹》）

编者注：气虚则麻，血虚则木。患者两足麻木，六脉大而无力，非血瘀痰阻等实证，此乃气血俱虚，肌肉失养，以神效黄芪汤加茯苓、白术、当归、地黄补气养血祛风获效，气血充则筋骨健，更以十全大补，气血阴阳并补，服五十剂始安。

延平太守唐东瀛，多郁多思，又为府事劳神，昏冒痰壅，口歪语涩，四肢不随，时欲悲泣，脉大而软，此脾肺气虚，风在经络。余以补中益气（补中益气汤。编者注）去黄芪加秦艽、防风、天麻、半夏，十剂症减二三，更加竹沥、姜汁，倍用人参，兼与八味丸（金匮肾气。编者注），两月乃愈。（《医宗必读·卷之六·真中风》）

编者注： 虚人用风药当知散邪而非散气。李氏补中益气为底，加用风药，病止辄停。后进益气补肾之品，治病求本。其实本案用药乃补中益气汤与半夏白术天麻汤的合方。

四、震颤

1. 阳虚

吐下后，心下满，气上冲，头眩，脉沉紧，发汗则动经，身为振摇，茯苓桂枝白术甘草汤。太阳病，汗后仍热，心悸头眩，肉𥆧身振，真武汤。

按经云：下后复发汗，及亡血家误汗，必为寒振，内外俱虚也。又曰：表气微虚，里气不守，邪中于阴则栗，乃知振摇之症大抵属虚。《素问》曰：寒邪伤人，使人毫毛毕直。鼓颔战栗，此素有邪，当发其汗。仲景云：脉浮而紧，按之反芤，此为本虚，当战汗而解。又三部脉，浮、沉、迟、数同等，必战汗而解。若脉浮数，按之不芤；其人不虚，汗自出而解，不发战也。外不战，但内栗者，阴中于邪也。凡伤寒欲解，则战而汗出，此邪不胜正也。若正不胜邪，虽战无汗，为不可治矣。（《伤寒括要·卷上·振战栗》）

振者，身微动，正气虚寒也。战者，身大动，邪正相争也。栗者，心动邪气胜也。振为轻而战为重，战在外而栗在内也。（《伤寒括要·卷上·振战栗》）

五、 筋惕肉瞤

1. 阳虚

汗多亡阳，津液枯而筋肉失养，故筋惕惕而跳，肉瞤瞤而动也。

脉微弱，汗出恶风，误服大青龙汤，则厥逆筋惕肉瞤，真武汤。太阳病，已汗仍发热，头眩，身瞤振，真武汤或人参养荣汤。吐下后复发汗，虚烦，脉微，心痞，胁痛，气冲眩冒，动惕，久而成痿，桂枝苓术甘草汤。(《伤寒括要·卷上·筋惕肉瞤》)

2. 血虚

大抵此证，因于汗者，十有七八，不因于汗，素禀血虚，邪热搏血，亦见此证。又有未尝发汗，七八日筋惕而肉不瞤，潮热，大便闭，小便涩，脐旁硬痛，此燥屎也，大柴胡下之。一虚一实，治法相悬，临证者，可以不详察乎？(《伤寒括要·卷上·筋惕肉瞤》)

六、 瘛疭

1. 气虚

瘛者，筋脉急而缩。纵者，筋脉缓而伸。一伸一缩，手足牵引搐搦，风主动摇故也。

汗下后，日久瘛疭，此虚极生风，小续命汤加减。不因汗下瘛疭，羌、防、芩、连、天麻、四物之类。汗出露风，汗不流通，手足搐搦，牛蒡子散。风温，被火劫，发微黄色，瘛疭，葳蕤汤。

肝为风木之脏而主筋，风火搏揽，多患瘛疭，当平肝降火，佐以和血。有痰者，二陈竹沥为主；属虚者，补中益气为先。如应用小续命者，有汗去麻黄，无汗去黄芩，此常法也。若戴眼上视，汗出如珠，凝而不流，太阳绝也。又有四肢蕘蕘，动而不已，似瘛疭而无力抽搐者，肝绝也。汗下过度，日久变出者，多不可治。(《伤寒括要·卷上·瘛疭》)

七、 郁证

【医案】

太史陈实庵，脾肾素虚，心神抑郁，大便不实，饮食不化，吐痰不已。用六君子（六君子汤。编者注）加炮姜、益智，理之而痊。若

误用清火理气，是顾标而失本矣。（《里中医案·陈实庵脾肾两虚》）

编者注： 疏畅气机为郁证治则。本案气虚而郁，李氏补中益气，温补脾肾，气满则行，抑郁自开。

第六节　肾系病证

一、水肿

1. 脾肾虚

脐腹四肢悉肿者，为水；但腹满四肢不甚肿，为胀满也。先头足肿后腹大者，水也；先腹胀大后四肢肿者，胀满也。皮厚色苍，或一身尽肿，或自上而下者，多属气；皮薄色白，或自下而上者，多属水。水本畏土，因土虚不能制水，则寒水侮所不胜，及乘脾土泛滥为邪。其始初起，必从阴分渐次而升。夫水虽受制于脾，而实主于肾，肾本水脏，而元气寓焉。若肾中阳虚，则命门火衰，既不能自制阴寒，又不能温养脾土，阴阳不得其正，则化而为邪。然气即火也，阴即水也。气之与水，本为同类，但在化与不化耳。故阳旺则化，而精能为气；阳衰则不能化，而水即为邪。火盛水亏则病燥；水盛火亏则病湿。故火不能化，则阴不从阳，而阴气皆化为水。所以水肿之证，多属阳虚，丹溪乃云：清浊相混，壅塞为热，热留为湿，湿热相生，遂成胀满。治宜补脾，又须养金以制木，使脾无贼邪之患；滋水以制火，使肺得清化之权。其意以制火为主，诚制火固可保金，独不虞其害土乎？以此治热犹可，以此治阳虚而气不化者，岂不反助阴邪哉！必当察其果系实邪，则直以清火滋阴为极易。凡挟于虚，须从温补，俾可还元；或虚实未明，宁先行治虚之法，若治而不瘥，不妨易辙，犹无大害。倘药未到病未痊，仍须详察：若以治有余之法，误治虚人，则真气复伤，虽施合剂，不能起矣；或从清利，暂见平复，终不补元，虽目前稍愈，久必危亡，可不谨哉（以手指按其放，随手而满者，水也；如凹而不起，腹色不变者，胀满也）！（《病机沙篆·卷上·水肿》）

然治实颇易，理虚恒难。虚人气胀者，脾虚气胀者，脾虚不能运气也；虚人水肿者，土虚不能制水也。水虽制于脾，实则统于肾，肾本水脏，而元阳离焉。命门火衰，既不能自制阴寒，又不能温养脾土，则阴不从阳而精化为水，故水肿之证多属火衰也。丹溪以为湿热，宜养金以制木，使脾无贼邪之患，滋水以制火，使肺得清化之权。夫制火固可保金，独不虑其害土乎？惟属热者宜之。若阳虚者，岂不益其病哉？更有不明虚实，专守下则胀已之一法，虽得少宽于一时，真气愈衰，未几而肿胀再作，遂致不救，殊可叹也！

余以此证，察其实者，直清阳明，反掌收功；苟涉虚者，温补脾肾，渐次康复。其有不大实亦不大虚者，先以清利见功，继以补中调摄。又有表实而本虚者，泻之不可，补之无功，极为危险。（《医宗必读·卷之七·水肿胀满》）

大病后肿，明系脾虚不能通调水道，补中益气汤送六味丸。肾水不足，虚火烁金，不生小便者，六味丸兼与补中益气汤互用，久服自效。（《病机沙篆·卷上·水肿》）

【医案】

武林文学钱赏之，酒色无度，秋初腹胀，冬杪遍体肿急，脐突背平，在法不治，迎余治之。举家叩首，求救哀迫。余曰：我非有起死金丹，但当尽心力而图之耳。即用《金匮》肾气丸料，大剂煎服，兼进理中汤，服五日无效，余欲辞归矣。其家曰：自知必死，但活一日，则求一日之药，即使不起，安敢归咎乎？勉用人参一两，生附子三钱，牛膝、茯苓各五钱，三日之间，小便解下约有四十余碗，腹有皱纹。举家拜曰皆再造之恩也。约服人参四斤，附子一斤，姜、桂各一斤余，半载而瘥（此水肿之虚者）。（《医宗必读·卷之七·水肿胀满·医案》）

编者注：肾为水之下源，肺为水之上源，膀胱为水之导引，脾土为水之堤防。水虽受制于脾，而实主于肾。本案酒色无度，命火衰微，脾气虚损。金匮肾气兼理中不效，病重药轻。后用参附，小便才通。案中急用生附子三钱，非必要不得用。

抚台周洱如，伤于怫郁，胀满喘嗽，多药愈肿，卧床不起，粥饮一杯。余曰：左寸大而滑，右关弱而沉，法当参、附。门人柳子青曰：曾服参喘急，服附烦焦矣。余以秋石制人参，黄连制附子，白蔻制白术，薄荷制橘红，沉香末佐之，另以通草、茯苓各一两，煎液二碗。投药煎成，加姜汁半酒盅，和匀热服，更以红铅、煅鼠粪、乌、附、冰、麝，蒸其脐，小便如泉涌。治五日而肿胀减十之七，进饭一碗。又十日而肉食，精神焕发矣。会部院索钱谷舟揖，乃昼夜草文，忧劳靡宁，三日而前痾复作。脉数大无伦，按之则了不可见，是根本败坏，虚阳上亢之象也，且春杪如得夏脉，因辞不治，果于午月殁。(《里中医案·周洱如胀满喘嗽》)

编者注：此案病胀满喘嗽，李氏据脉认为法当用人参附子治之，门人告知曾用反甚，李氏用秋石制人参，黄连制附子，白蔻制白术，薄荷制橘红，来减轻参附之弊，可反映出李氏深谙药性的各种优势与弊端，并有解决之法。

太学何宗鲁，夏月好饮水。一日太宗师发放，自早起候至未申，为炎威所迫，饮水计十余碗，归寓便胀闷不能食，越旬日，腹如抱瓮，气高而喘。余视之曰：皮薄而光，水停不化也。且六脉坚实，其病暴成，法当利之。遂以舟车丸，每服三钱，香薷汤送，再剂而二便涌决如泉，复进一钱五分，腹减如故，用六君子（六君子汤：人参、白术、炒茯苓各一钱，半夏、橘红各一钱五分，炙甘草五分，生姜五片。编者注）。(《医宗必读·卷之七》)

编者注：本案夏月饮冷贪凉，病水肿，且脉坚实有力，可用峻剂攻逐水饮之邪，遂用舟车丸，两剂而暴病解除，后用六君子汤十剂而善后。患者非体质壮实之人，不可峻剂攻逐。

二、淋证

1. 肾虚

淋之为病，肾虚而膀胱热也。肾气虚则便数，膀胱热则尿窍塞窒，淋沥不快，小腹弦急，痛引于脐，分有石淋、劳淋、血淋、气淋、膏淋、冷淋之别。(《病机沙篆·卷下·淋闭癃》)

小腹膀胱按之内痛，若沃以汤，涩于小便，上为清涕，此名胞痹，赤苓、细辛、防风、白术、桂、附、芪、芍、紫菀、生地、花粉、甘草、山茱、山药、牛膝、半夏、独活，共为末，蜜丸；或肾着汤，见腰痛门。肾沥汤，见痹门。胞痹灸法：三阴交三壮，宜脉大而实，忌虚小而涩。虚人宜补气血，勿利小便，恐竭其水也。（《病机沙篆·卷下·淋闭癃》）

膀胱者，州都之宫，津液藏焉，气化则能出矣。风寒湿邪气客于胞中，则气不能化出，故胞满而水道不通。小腹、膀胱按之内痛，若沃以汤，涩于小便，以足太阳经其直行者，上交巅入络脑，下灌鼻则为清涕也。肾着汤、肾沥汤、巴戟丸。（《医宗必读·卷之八·淋证·胞痹》）

如肾水涸热，膀胱不利，法当滋肾涤热，知、柏、元参、地黄、泽、茯之类。夫滋肾泻膀胱，名为正治。（《病机沙篆·卷下·淋闭癃》）

膏淋者，液如脂膏，精、尿俱出，菟丝、桑螵蛸、茯苓、泽泻、鹿角霜之类。（《病机沙篆·卷下·淋闭癃》）

似淋非淋，小便色如米泔，或如鼻涕，此精尿俱出，精塞尿道，故欲出不快而痛，鹿角霜丸、大沉香散、沉香丸、海金沙散、菟丝子丸，随证选用。（《医宗必读·卷之八·淋证·膏淋》）

冷淋者，冷客下焦，先寒战而后便数成淋，苁蓉、地黄、山药、石斛、牛膝、槟榔、官桂、附子、细辛、黄芪、黄连、甘草。至于小便艰难，不痛而痒，虚也，八味丸加鹿茸、人参。（《病机沙篆·卷下·淋闭癃》）

多是虚证，肉苁蓉丸、泽泻散、金匮肾气丸。（《医宗必读·卷之八·淋证·冷淋》）

若强力入房，或施泄无度，劳于肾也，宜生地黄丸或黄芪汤；肾虚而寒者，金匮肾气丸。（《医宗必读·卷之八·淋证·劳淋》）

2. 脾虚

如脾湿不运而精不上升，故肺不能下输，法当健胃燥脾，二术、茯苓、半夏之类……健胃燥脾，名为隔三之治。（《病机沙篆·卷下·淋闭癃》）

多思多虑，负重远行，应酬纷扰，劳于脾也，宜补中益气汤，与五苓散分进；专因思虑者，归脾汤。（《医宗必读·卷之八·淋证·劳淋》）

3. 脾肾虚

有大虚者，非与温补之剂则水不能行，如金匮八味丸及补中益气汤是也。（《病机沙篆·卷下·淋闭癃》）

4. 气虚

气虚者，八珍汤加杜仲、牛膝，倍茯苓。（《医宗必读·卷之八·淋证·气淋》）

气虚者，补中益气汤先服后吐。（《病机沙篆·卷下·淋闭癃》）

《别录》云：小便不利，审是气盛，独参汤如神。（《病机沙篆·卷下·淋闭癃》）

劳淋者，遇劳即发，痛引气冲，纯宜补之，参、芪、归、芍、茯苓、远志、鹿茸、牛膝、条芩、生地、车前之类。（《病机沙篆·卷下·淋闭癃》）

5. 血虚

血虚者，芎归汤先服后吐。（《病机沙篆·卷下·淋闭癃》）

有血瘀、血虚、血冷、血热之分。小腹硬满，茎中作痛欲死，血瘀也，一味牛膝煎膏，酒服大效，但虚人能损胃耳。宜四物汤加桃仁、通草、红花、牛膝、丹皮。血虚者，六味丸加侧柏叶、车前子、白芍药，或八珍汤送益元散。（《医宗必读·卷之八·淋证·血淋》）

血色黑黯，面色枯白，尺脉沉迟，下元虚冷也，金匮肾气丸，或用汉椒根四五钱，水煎冷服。（《医宗必读·卷之八·淋证·血淋》）

【医案】

东垣治一人小便不通，目突腹胀，皮肤欲裂，用淡渗药不效，东垣曰：疾急，灸膀胱之腑，必气化乃出；服淡渗而病甚，是气不化也。无阳则阴无以生，无阴则阳无以化，淡渗气薄，皆阳药也，孤阳无阴，欲化得乎？以滋肾阴之品，投之立愈。丹溪曰：吾以吐法通小便，譬如滴水之器，上窍闭，则下窍无以自通，必上窍通而

下窍之水出焉。(《病机沙篆·卷下·淋闭癃》)

编者注：东垣之法，阴阳从化。夫滋肾泻膀胱，名为正治。丹溪之法，宣上渗下。此即《素问·灵兰秘典论》曰："膀胱者，州都之官，津液藏焉，气化则能出矣。"

邑宰严知非，患淋经年，痛如刀锥，凡清火疏利之剂，计三百帖，病势日盛，岁暮来就诊。余曰：两尺数而无力，是虚火也。从来医者皆泥痛无补法，愈疏通则愈虚，愈虚则虚火愈炽，遂以八味地黄丸料加车前、沉香、人参，服八剂痛减一二，而频数犹故。原医者进云：淋证作痛，定是实火，若多温补，恐数日后必将闷绝，不可救矣。知非疑惧，复来商之。余曰：若不宜温补，则服药后病势必增，今既减矣，复可疑乎？朝服补中益气汤，晚服八味丸，逾月而病去其九，倍用参芪，十四日而霍然矣。(《医宗必读·卷之八·淋证·医案》)

编者注：久病成劳，劳淋者，遇劳即发，痛引气冲，纯宜补之。本案俗医药误，清利病甚，李氏投八味加减，温补下元，命火得位，暖水化气。补中益气汤倍用参芪，健脾行水，十四日而霍然。

大司寇杜完三夫人，淋沥两载，靡药不尝，卒无少效。余诊之，见其两尺沉数，为有瘀血停留，法当攻下，因在高年，不敢轻投，但于补养气血之中，加琥珀、牛膝。此等缓剂，须以数十剂收功，而夫人躁急求功，再剂不效，辄欲更端，遂致痼疾。(《医宗必读·卷之八·淋证·医案》)

编者注：医患相得，寻常难见。病有缓急，治有标本。妄求速效，福祸自招。

三、 癃闭

1. 肺虚

小便闭癃，暴为闭，则点滴不通；久为癃，则淋漓频数。点滴不通，为病最急。《内经》曰：肝之脉，过阴器，所生病者闭癃。又云：督脉者……女子入系廷孔，男子循茎至篡，所生病者不得前后。又言：三焦下腧……入络膀胱，实则闭癃，虚则遗尿。又云：膀胱不利为癃，不约为遗尿。此四经而主出者，肝与督脉及三焦耳，然膀胱为州都之官，津液藏焉，气化则能出矣，其形有上口而无下口。夫主气化者，太阴肺也，若使肺燥，不能生水，则气化不及州都，法当清金润肺，紫菀、麦冬、桑皮、茯苓、车前之类……清金润燥，名为隔二之治。（《病机沙篆·卷下·淋闭癃》）

2. 肾虚

有大虚者，非与温补之剂，则水不能行，如金匮肾气丸及补中益气汤是也。如东垣治一人小便不通，目突腹胀，皮肤欲裂，服淡渗之药无效。东垣曰：疾急矣，非精思不能处，思至半夜，曰：吾得之矣！膀胱为津液之府，必气化而能出，服淡渗而病益甚，是气不化也。无阳则阴无以生，无阴则阳无以化。淡渗气薄，皆阳药也，孤阳无阴，欲化得乎？以滋肾丸群阴之剂，投之即愈。（《医宗必读·卷之八·小便闭癃》）

3. 气虚

丹溪尝曰：吾以吐法通小便，譬如滴水之器，上窍闭则下窍无以自通，必上窍开而下窍之水出焉。气虚者，补中益气汤。（《医宗必读·卷之八·小便闭癃》）

4. 血虚

丹溪尝曰：吾以吐法通小便，譬如滴水之器，上窍闭则下窍无以自通，必上窍开而下窍之水出焉……血虚者，芎归汤，先服后吐。（《医宗必读·卷之八·小便闭癃》）

用白矾、牡蛎为末，酒调服二钱。或鸡毛灰末酒，服一匕。或炙桑螵蛸、益智仁为末，米饮下。薛立斋云：此证若脬中有热，加味逍遥散；若脾肺气虚，补中益气汤加益智；若肝肾阴虚，六味丸。（《医宗必读·卷之九·小便不禁·妊娠尿出不知》）

【医案】

郡守王镜如（与《医宗必读·痰饮案》中郡候王敬如应为同一个人。编者注），痰火喘嗽正甚时，忽然小便不通，自服车前、木通、茯苓、泽泻等药，小腹胀闷，点滴不通。余曰：右寸数大，是金燥不能生水之故。惟用紫菀五钱、麦冬三钱、北五味十粒、人参

二钱，一剂而小便涌出如泉。若淡渗之药愈多，则反致燥急之苦，不可不察也。(《医宗必读·卷之八》)

编者注： 肺为水之上源，肺主治节，通调水道。痰热蕴肺，肺燥津亏。李氏以紫菀、麦冬三钱，五味、人参清金润肺，益气养阴，覆杯而效。李氏生金治水，隔二之治，妙不可言。

孝廉俞彦直，修府志劳神，忽然如丧神守，小便不通。余诊之曰：寸微而尺鼓，是水涸而神伤也。用地黄、知母各二钱，人参、丹参各三钱，茯苓一钱五分，黄柏一钱，二剂稍减，十剂而安。(《医宗必读·卷之八》)

编者注： 本案神伤火起，肾水枯竭，病在心肾，李氏用地黄知柏降火滋水，二参茯苓益气入心，心神得养，肾水得生，其便自利。

四、小便不禁

1. 肺肾虚

经曰：督脉生病为遗尿。又曰：肝所生病为遗尿。

【李中梓注曰】督与肝二经并循阴器，系廷孔，病则营卫不至，气血失常，莫能约束水道之窍，故遗失不禁。

又曰：膀胱不约为遗尿。又曰：手太阴之别，名曰列缺，其病虚则欤，小便遗数。

【李中梓注曰】由此二节观之，不独病在阴器、廷孔而已。三焦为决渎之官，失其常道遗尿，何也？三焦之脉，从缺盆，布膻中，下膈，循属三焦。膀胱之脉，从肩膊内挟脊抵腰中，入循膂，属膀胱。凡三焦虚则膀胱亦虚，故不约也。肺从上焦，通调水道，下输膀胱，而肾又上连于肺，两脏为子母，母虚子亦虚，此言上、中、下三焦气虚，皆可以致遗尿也。

愚按：世俗之治小便不禁者，但知补涩而已，不知《内经》论肝肾膀胱之病，不指为何邪所干，则知七情六气皆能为病也。又言手太阴虚者，为子母相关之病，则知所生所胜所不胜之五邪，皆足以为病也。总其大要而言，肺者主气以下降，生水以下输；膀胱者，津液藏焉，气化则能出。水泉不止者，膀胱不藏也。此两经者，实为总司。肺虚者为上应，当补气，补中益气汤，不愈，当以黄柏、生地、麦门冬清其热。膀胱虚者为下虚，当涩脱，桑螵蛸、鸡胜胵之类。挟寒者加韭子丸、固脬丸、白茯苓散、菟丝子散之类，滑脱者牡蛎丸，挟热者白薇散，或鸡肠散。更有睡则遗尿，皆贵之虚，所以婴儿脬气未固，老人下元不足，多有此证。在婴儿挟热者十居七八，在老人挟寒者十居七八，此又不可不辨也。宜大菟丝子丸，猪脬炙研碎，煎汤送下，更须审寒热而为之活法。（《医宗必读·卷之九·小便不禁》）

2. 肾虚

遗尿者，小便自出而不知也。夫膀胱所以潴水者也，下焦虚，故不能约摄也。（《伤寒括要·卷上·遗尿》）

按阳证热甚，神昏而遗尿者易治。阴证逆冷，脉微而遗尿者难治，宜益智、桂、附以温其下。若厥阴囊缩逆冷，四逆加吴茱萸；汗下后阴虚，宜参、芍、术、草、知、柏。经曰：水泉不止者，是膀胱不藏也。肾虚则膀胱之气不能约束也。（《伤寒括要·卷上·遗尿》）

邪中下焦，阴气为栗，足冷遗尿，四逆汤。太阳病，火熨其背，大汗，谵语，振栗，下利，欲小便不得，反呕而失溲，此为欲解。遗溲狂言，目反直视，此为肾绝。（《伤寒括要·卷上·遗尿》）

若肾虚有热者，生脉散加知、柏、莲子。（《伤寒括要·卷上·小便自利》）

3. 肺虚

小便不禁，系肺气虚，不能统摄而致下陷，则遗失也，宜用鸡胜胵、龙骨、远志、菟丝、人参、牡蛎、五味、海螵蛸；睡而遗尿，为下元冷，桑螵蛸、韭子、菟丝、鹿茸、人参之属。（《病机沙篆·卷下·淋闭癃》）

4. 气虚

东垣又谓遗尿属肺虚气陷，宜补中益气，合生脉、知、柏。更以他证及色脉详之，则自无遁情矣。（《伤寒括要·卷上·遗尿》）

5. 气血虚

此气血虚不能制故也。薛立斋云：若因稳婆损胞者，八珍汤兼进补脬饮。若膀胱气虚而小便频数，当补脾肺；若膀胱阴虚者，须补肺肾。（《医宗必读·卷之九·小便不禁·产后小便不禁》）

【医案】

方伯张七泽夫人，患饮食不进，小便不禁。余曰：六脉沉迟，水泉不藏，是无火也。投以八味丸（金匮肾气。编者注）料，兼进六君子（六君子汤。编者注）加益智、肉桂，二剂减，数剂而安。（《医宗必读·卷之九·小便不禁》）

编者注：肾为水之下源，肾虚不能约摄则小便不禁，脾虚运化失常则饮食不进。故以八味肾气丸，兼进六君子汤加减，补肾缩尿为主，兼顾健脾温中制水，膀胱开阖有度。

文学俞玄倩，忧愤经旬，忽然小便不禁，医皆以固脬补肾之剂投之，凡一月而转甚。余谓之曰：六脉举之则软，按之则坚，此肾肝之阴有伏热也。用牡丹皮、白茯苓各二钱，苦参八分，甘草梢六分，黄连一钱，煎成，调黄鸡肠与服，六剂而安矣。适有吴门医者云：既愈当大补之。数日后仍复不禁，再来求治。余曰：肝家素有郁热，得温补而转炽。遂以龙胆泻肝汤加黄鸡肠服之，四剂即止，更以四君子（四君子汤。编者注）加黄连、山栀，一月而愈。（《医宗必读·卷之九·小便不禁·医案》）

编者注：本案肝肾伏火，热结下焦，膀胱气化不利。李氏用凉血清热之品调黄鸡肠，疗效显著。《本经》载鸡肠"主遗尿"。

五、遗精滑精

1. 心虚

又思欲不遂，宜妙香散，黄芪、远志、山药、茯神各二两，人参、甘草、桔梗各五钱，木香二钱五分，辰砂三钱，麝一钱，为末，熔黄蜡四两，加茯苓末四两，作块同煎服。（《病机沙篆·卷下·遗精》）

2. 脾虚

仲景治手足烦热、咽干口燥，或为悸衄，此阳上升而不降，阴

独居而在内，则为梦失，小建中汤和之。此世俗昧也。（《病机沙篆·卷下·遗精》）

有脾虚下陷者，补中益气汤。有肾虚不固者，五倍子二两，茯苓四两，为丸服之，神验。（《医宗必读·卷之九·遗精》）

3. 肾虚

《内经》曰：肾者主水，受五脏六腑之精而藏之。又曰：肾者主蛰，封藏之本，精之处也。又曰：（厥气）客于阴器，则梦接内。盖阴器者，宗筋之所系也，而脾胃肝肾之筋，皆结聚于阴器。然厥阴主筋，故诸筋统属于肝也。肾为阴，主藏精；肝为阳，主疏泄。故肾之阴虚则精不藏；肝之阳强则脚气不固，若遇阴邪安于其窍，与所强之阳相感，则精脱失而成梦泄矣。病之初起，亦有不在肾肝而在心肺，及在心肺脾胃之不足者，然必传于肾肝，而后精遗也。阳虚者补其气，阴虚者益其精，阳强者泄其火，随其因而俾其偏。梦失之因于真阳不固，故精脱之后，其气未能卒复，不比人之内接而气易可复也。（《病机沙篆·卷下·遗精》）

色欲过度，肾虚不禁，四君子汤加山药、黄芪、五味、远志、枸杞、巴戟、鹿茸、龟甲；或六味丸加五味、牡蛎、龙骨、人参、苁蓉、菟丝。（《病机沙篆·卷下·遗精》）

虚而不禁，气衰火微，益智、茱萸、人参、黄芪、枸杞、骨脂、苁蓉、胡桃、韭子、鹿茸、桂、附之属，择而用之可也。（《病机沙篆·卷下·遗精》）

4. 阴虚

思虑伤神则流淫不止，又思想无穷，所欲不得，而为白淫，治法有五……思想伤阴，大凤髓丹，黄柏二两，砂仁一两，甘草五钱，猪苓、半夏、茯苓、莲须、益智各二钱半，芡实糊为丸。（《病机沙篆·卷下·遗精》）

5. 阳虚

思虑伤神则流淫不止，又思想无穷，所欲不得，而为白淫，治法有五……思想伤阳，宜鹿茸、苁蓉、锁阳、菟丝之类。（《病机沙篆·卷下·遗精》）

6. 阴阳虚

思虑伤神则流淫不止，又思想无穷，所欲不得，而为白淫，治法有五……阴阳俱虚者，人参、茯神、远志、枣仁、莲子、芡实、菖蒲、当归、生地、麦冬、菟丝、知母、黄柏。（《病机沙篆·卷下·遗精》）

7. 气阴虚

梦失久而玉关不闭，精竭而命亡矣，俗惟以涩为事，如涩而不止奈何？始于未甚之时，大用补气补精之药，不至于久而不禁。此方保精用芡实、山药各一两，莲肉五钱，茯神二钱，枣仁（炒）三钱，人参一钱，水煎服，先将汤饮之，后加白砂糖五钱，拌入渣内同食，日日连服，不半月而止矣。品味平和，淡而不厌，收功独神也。（《病机沙篆·卷下·遗精》）

8. 其他

又有鬼魅相感之症，由正气本虚，欲心妄动，邪因乘之，其状不欲见人，如有晤对，或言笑歌哭，脉息乍大乍小，乍有乍无，或两手如出两人，或尺寸各为一等，或脉来绵绵不知度数，而颜色不变，皆鬼邪之候也。人参、茯神、远志养其正；生地、当归、枣仁安其神；朱砂、雄黄、沉香、安息香、麝香、鬼箭羽、虎头骨辟其邪；移寝室于向阳，用多人作伴，焚奇香不绝，乃其治也。（《病机沙篆·卷下·遗精》）

【医案】

邑宰何金阳（福建邵武府人，名望海）令郎虚损，已濒于危，见余拙刻《微论》《药解》《脉象》诸书，遣使聘余。手书云：尝闻一命之士，存心爱物，于人必有所济，况老先生天地万物为体，分医国之余，著述嘉刻，皆本性命而立言，望海（指何望海。编者注）神交，深知云间有李先生东垣（指金元名医李杲。编者注）再来也。缘小儿天根久耽书癖，昕夕穷神，而不自节，气暴阴伤，形瘁于劳，精摇于梦，汗出乎寐，而柴栅其中，饵药历岁，毫末无功，不远数千里，专迓台车。俯矜望海，秋杜单传。年几半百，仅举独子。顾其赢顿，焦腑俱焚。伏读老先生《广嗣论》中一旦至我而斩之语，念之大惧，不自知其涕洒之沾襟也。以是乞刀圭如仙掌金茎，一洒甘露，起骨而肉之。仰惟仁人君子，必不遐遗，则小儿至此有生之年，皆老先生引手之赐也。金石可销，此心不晦。再造之天，敢忘衔结耶！余其言，遂往，比至而病益进矣，简其所服，以四物、知、柏为主，芩、连、二冬为加减。诊其脉大而数，按之极软。余曰：中气大寒，反为药苦矣。乃以归脾汤入肉桂一钱，人参五钱。当晚得熟寐，居十日而汗止精藏，更以还少丹（山药、牛膝、远志、山茱萸、茯苓、五味子、巴戟天、肉苁蓉、菖蒲、楮实、杜仲、茴香各一两，枸杞子、熟地黄各二两。编者注）兼进，补中益气间服，一月而瘳（《医宗必读·卷之六》）

给谏章鲁斋，在五邑作令时，令郎凌九，吐血发热，遗精盗汗，形肉衰削。先有医士戒之曰：勿服人参，若误服之，无药可救矣。两月弗效，召余诊。曰：此脾肺气虚之候，非大剂参、芪不可，鲁斋骇曰：前有医者戒之甚严，而兄用之甚多，何相悬也？余曰：此医能任决效否？曰：不能也。余曰：请易参五斤，母掣其肘，期于三月，可以报勘。陈论甚力，鲁斋信而从之。遂用六君子（六君子汤。编者注），间用补中益气（补中益气汤。编者注）及七味丸（六味地黄丸加肉桂一两。编者注）疗之，日轻一日，果如所约。（《医宗必读·卷之六》）

编者注： 患者吐血发热，遗精盗汗，形肉衰削，此脾肺气虚，肾精亏损之候，非大剂参、芪补脾，六味地黄补肾不可。李氏以六君子汤，间用补中益气汤及七味丸扶正补虚，健脾胃，补中气，益肾阴，温肾阳，肺脾肾并补，固本培源，服用百日，血循常道，热退肉长，精固汗止。本案弃标治本，大剂久服，百日见功，李氏治虚心法可见一斑。李氏胆大如斗，六君补脾，七味固肾，用药如神。尤其是对于遗精，摒弃传统方法，而用气阴并补收功，开阔了治疗遗精新方法。

江右邹子尹，患梦遗，服清心固精剂。余曰：两尺俱濡，伤在少阴。以六味丸（六味地黄丸。编者注）料、人参固本膏为丸，尽剂而精固。（《里中医案·邹子尹梦遗》）

编者注： 本案梦遗，两尺俱濡，病位在肾，肾阴不足则精不固藏，以六味地黄丸、人参固本膏滋补肾阴。补脾固肾求本，尽剂精固。

儒者钱用宾，色欲过度，梦遗精滑，先服清相火之剂，继服固涩之剂，皆无效。来求余，余以玉华白丹（钟乳粉一两，白石脂、阳起石各半两，牡蛎七钱。糯米粉煮糊为丸，如芡实大，空心浓煎人参汤。不潜不燥，可以久服，大补真元，最去宿疾。清上实下，助养本元，主治二便不固，梦遗精滑等。编者注）浓煎人参汤送二钱，两服后稍固，兼进六味地黄丸加莲须、芡实、远志、五味子丸，一月愈。（《医宗必读·卷之九》）

编者注： 遗精之病，病机乃肾失封藏，精关不固。李氏先以金石涩药浓煎参汤收摄治标，再进脾肾双补之剂善后。

文学顾以功，科试劳神，南都归，即患精滑，小便后及梦寐间俱有遗失，自服金樱子膏，经月不验，问治于余。余曰：气虚而神动，非远志丸（茯神、茯苓、人参、龙齿各一两，远志、菖蒲各二两，蜜丸桐子大，朱砂为衣，每服三十丸，空心热盐汤下。主治心肾不足，梦遗精滑。编者注）不可。服十日而减半，一月而痊愈。（《医宗必读·卷之九》）

编者注： 心脾劳伤，神不内守，不能收摄，故而遗精。李氏以远志丸养心益气，固摄精气，宁神定志，一月病瘥。

太学朱宁侯之子，年十六而精滑，闻女子声即下莫禁，其脉大而无力。此中气虚而下陷，以补中益气汤，倍用升、柴，以六味丸料多加芡实、金樱、五味、人参，服三月而精固。（《里中医案·朱宁侯之子滑精》）

编者注： 本案年少，脉大无力，此为中气下陷。李氏补中益气倍用升柴，托阳举陷，再以六味地黄丸补肾封固。

文学罗忍庵，精滑经年，膀足肿痛，困顿床席两月余。忽被巨寇火灼之，误以黄柏、井泥敷之，遍身糜烂。医谓火毒入腹，拟用连翘、薄荷等药凉之。余曰：久虚之人脉如蜘丝，气将竭绝，非参、附恐无生理。其弟怒色不允，忍庵信余言，遂煎服而神稍复，

肌肤痂脱，用温补二月始安。(《里中医案·罗忍庵滑精》)

编者注： 本案滑精日久，膀足肿痛，遍身糜烂，脉如蜘丝，病家虚极，气血肌肉无以化生。李氏用参附益气温阳，鼓舞气血生长，温补二月始安。医患密切配合，否则病入膏肓。

武科张宁之，禀质素强，纵饮无度，忽小便毕有白精数点，自以为有余之疾，不宜医治，经三月以来，虽不小便，时有精出，觉头目眩晕。医者以固精涩脱之剂，治疗两月，略不见功，迎余治之。但见六脉滑大，此因酒味湿热，下于精脏。遂以白术、茯苓、橘红、甘草、干葛、白蔻，加黄柏少许，两剂后即效，不十日而康复如常。(《医宗必读·卷之九》)

编者注： 本案酒客，禀质素强，纵饮无度，下焦湿热扰动精室，迫精外泄。李氏清热化湿，再进六味加黄柏，益正水而祛邪水，两剂即效，未及十日安。

六、白浊

愚按：经文及细考前哲诸论，而知浊病即精病，非溺病也。故息浊者，茎中如刀割火灼，而溺自清，惟窍端时有秽物，如疮之脓，如目之眵，淋漓不断，与便溺绝不相混。大抵由精败而腐者十之六七；由湿热流注与虚者十之二三。其有赤白之分者，何也？精者，血之所化，浊去太多，精化不及，赤未变白，故成赤浊，此虚之甚也。所以少年天癸未至，强力行房，所泄半精半血，壮年施泄无度，亦多精血杂出，则知丹溪以赤属血，白属气者，未尽然也。又以赤为心虚有热，由思虑而得；白为肾虚有寒，因嗜欲而得，亦非确论。总之，心动于欲，肾伤于色，或强忍房事，或多服淫方，败精流溢，乃为白浊。虚滑者血不及变，乃为赤浊，挟寒则脉来沉迟无力，小便清白，萆薢分清饮、八味丸、内外鹿茸丸之类。(《医宗必读·卷之九·赤白浊》)

1. 肺虚

又曰：手太阴之肺脉，气虚则肩寒痛，少气不足以息，溺色变。宜补中益气汤之类以补肺气。(《病机沙篆·卷下·赤白浊》)

小便遗失，责在肺而不在肾。盖肺者肾之上源，又其母也。上源治，则下流约矣。《甲乙经》曰：肺脉不及，则少气不足以息，卒遗失无度。故东垣谓宜安卧养气，禁劳役，以黄芪、人参之类补之。不愈，当责有热，加黄柏、生地。（《病机沙篆·卷下·赤白浊》）

2. 脾虚

胃虚气陷者，补中益气。（《病机沙篆·卷下·赤白浊》）

3. 肾虚

白者属大肠金，本于气分，系肾虚有寒，由嗜欲过度而得，涩而痛者疏之，茯、猪、芪、术、山、甘、芡、莲、牛膝；不痛者涩之，菟丝、萸肉、五味、覆盆、金樱、芡须、骨脂、甘草。（《病机沙篆·卷下·赤白浊》）

便溺泛浊如米泔，此三消证也，宜玄菟丹，乃遗精白浊之圣药，亦治三消。菟丝十两（酒浸，捣焙为末），玄参四两，五味七两（酒浸，另为末），白茯、莲心肉各二两，山药六两，共末，将前所浸酒打糊拌为丸，米饮卜四钱。消渴有三，总系肾水虚以致渴也，不必分上中下而合治之，熟地三两，茱萸二两，麦冬二两，玄参一两，车前子五钱，水煎日日服之，三消自愈。尺脉滑数宜清利，浮虚急疾者难治，迟者补之。（《病机沙篆·卷下·赤白浊》）

又曰：冬脉者，肾脉也。冬脉不及，则令人眇清脊痛，小便变。宜地黄丸之类以助肾脉，此虚证也。（《病机沙篆·卷下·赤白浊》）

4. 阴虚

或发口渴，肾水枯也，六味汤合生脉散治之。（《病机沙篆·卷下·赤白浊》）

有属虚痨，六味地黄丸加莲须、芡实、菟丝、五味、龙骨、牡蛎。（《医宗必读·卷之九·赤白浊》）

5. 阳虚

曾见白浊人服清利之药不效，以八味丸温之而愈。（《病机沙

纂·卷下·赤白浊》)

《脉经》云：尺涩足胫逆冷，小便赤，宜服附子四逆汤。此寒证也。（《病机沙纂·卷下·赤白浊》）

6. 气阴虚

赤者属小肠火，本于心虚有热，由思虑而得之，生地、麦冬、骨皮、竹叶、黄芪、山药、五味。夫精亦血所化，有浊去太多，精化不及，赤未变白，故成赤浊，此虚之甚也。曾见天癸未至，强力好淫，而所泄之精，则继之以血有之。若溺不赤，无他热证，不以赤浊为热也，参、芪、术、草、归、地、杞、味、萸、茯、菟、须、远、神、山、枣。（《病机沙纂·卷下·赤白浊》）

【医案】

京口褚怒飞，腹痛白浊，其脾湿下陷也。以补中益气加莲实十剂效，四十剂平复。两月再发，以前方加莲实、五味子丸服愈。（《里中医案·褚怒飞腹痛白浊》）

编者注：白浊之病，因脾虚运化失司，蕴成湿邪，下陷而为浊。遂以补中益气汤补中益气，升阳举陷，升柴辛散除湿；莲实、五味补脾益肾收涩获效。

郡侯李易斋，患白浊，服五苓散、六一散、知柏散。余曰：寸与尺交数而滑，为心肾不交之证，以六味丸（六味地黄丸。编者注）加杏仁、远志、麦冬、丹参为丸，朱砂为衣，生脉散送下，五服而霍然矣。（《里中医案·李易斋白浊》）

编者注：心肾不交，水亏火旺。君火妄动，相火随应。李氏用六味滋水，远志、麦冬、丹参、朱砂入心。君相安位，白浊自止，五服霍然。

七、阳痿

1. 肾虚

阴痿者，肾虚肝伤，八味丸主之；或保真丸，熟地、杜仲、姜蜜炒、山药、茯苓乳拌，晒七次各二两，鹿胶八两切豆大，同鹿角霜炒成珠，菟丝酒煮，晒、山萸肉各一两半，牛膝酒蒸、五味炒、益智、小茴_{咸水炒}、川楝_{酥炙}、远志_{甘草汤泡去心}、巴戟_{酒浸，去心}各一两，补骨脂、胡芦巴、柏子肉、山甲_{酥炙}、沉香各三钱，全蝎_{去足尾钱五分}，嫩苁蓉四两_{酒洗去甲及膜，净二两酒煮成膏}，炼蜜和前药末捣为丸如桐子大。每服三钱，酒送下。（《病机沙篆·卷下·前阴诸疾》）

阴汗不止，青蛾丸，杜仲四两，补骨脂四两，胡桃肉三十枚_{研膏}，入炼蜜和前末丸桐子大。每服五钱，砂仁汤送下，外用蛇床子末同密陀僧末扑之良。（《病机沙篆·卷下·前阴诸疾》）

2. 阳虚

阴寒，吴茱萸、丁香，为末塞之，硫黄煎洗。阴肿痛，肉苁蓉、牛膝煮酒服，蛇床煎洗。（《病机沙篆·卷下·前阴诸疾》）

第七节 其他证治

一、汗证

（一）自汗

1. 肺虚

至夫肺虚者，固其皮毛，黄芪六一汤、玉屏风散。（《医宗必读·卷之十·汗》）

2. 脾虚

气不顺则汗，小建中汤加木香、芍药、官桂、炙草、姜、枣。饮酒中风则为漏风而多汗，白术散，牡蛎、白术、防风、黄芪。（《病机沙篆·卷下·自汗盗汗》）

脾虚者，壮其中气，补中益气汤、四君子汤。（《医宗必读·卷之十·汗》）

3. 肾虚

肾虚者，助其封藏，五味、山茱萸、龙骨、地骨皮、牡蛎、远志、五倍子、何首乌。（《医宗必读·卷之十·汗》）

4. 心虚

心虚者，益其血脉，当归六黄汤。（《医宗必读·卷之十·汗》）

头汗出，齐颈而还，血证也。额上偏多者，首为六阳之会，蒸热而汗也。左颊属肝，右颊属肺，鼻属脾土，颏属肾，额属心。三焦之火涸其肾水，其外沟渠之水迫而上行于心，故额偏多，而心血不足也，丹参、当归、生地、茯神、枣仁、白芍、黄芪、枸杞、圆肉。手足汗多，气热也，白术、黄连、牡蛎；亦有气弱者，汗多冷，十全大补汤；或挟风痰者，加白附子、川乌。（《病机沙篆·卷下·自汗盗汗》）

5. 肝虚

肝虚者，禁其疏泄，白术、枣仁、乌梅。（《医宗必读·卷之十·汗》）

6. 心肾虚

睡则汗出，醒则倏收，曰盗汗。不分寤寐，不因劳动，自然汗出，曰自汗。

经云：阳气有余，为身热无汗，阴气有余，为多汗身寒。

【李中梓注曰】阳有余者阴不足，故身热无汗；阴有余者阳不足，故多汗身寒，以汗本属阴也。饮食饱甚，汗出于胃；惊而夺精，汗出于心；持重远行，汗出于肾；疾走恐惧，汗出于肝；摇体劳苦，汗出于脾。

血之与气，异名同类，故夺血者无汗，夺汗者无血。

【李中梓注曰】血与汗同，夺则重伤其阴，主死。夺者，迫之使出。

肾病者，寝汗憎风。

【李中梓注曰】肾伤则由虚，故寝而盗汗出也。

愚按：心之所藏，在内者为血，在外者为汗，汗者，心之液也，而肾主五液，故汗证未有不由心肾虚而得者。心阳虚不能卫外而为固，则外伤而自汗；肾阴衰不能内营而退藏，则内伤而盗汗。然二者之汗，各有冷热之分，因寒气乘阳虚而发者，所出之汗必冷，因热气乘阴虚而发者，所出之汗必热。虽然，热火过极，亢则害，承乃制，反兼胜己之化，而为冷者有之，此又不可不察也。（《医宗必读·卷之十·汗》）

夫心之所藏，在内者为血，发于外者为汗。自汗之证，未有不因心肾俱虚而致。若阴阳虚，则腠理发热自汗，此阴阳偏胜而致。又有伤风中暑、惊恐房劳、历节风湿、肠痈、痰饮、产褥诸证，亦能自汗。(《病机沙篆·卷下·自汗盗汗》)

盖心之阳不能卫外而为固，则自汗出；肾之阴不能退藏而为密，则盗汗出。(《病机沙篆·卷下·自汗盗汗》)

7. 气虚

自汗阴蒸于阳，玉屏风散。(《病机沙篆·卷下·自汗盗汗》)

8. 阳虚

阳虚阴必乘，故发厥自汗，黄芪建中汤主之。身冷自汗，阴躁欲坐卧于泥水中，脉浮而数，按之如无。经曰：脉至而从，按之不鼓，诸阳皆然。此阴盛格阳也，真武汤水冷与服。(《病机沙篆·卷下·自汗盗汗》)

9. 血虚

头汗，额上偏多者，属心部，为血证，四物汤加桃仁、红花、白术、甘草，以益脾土。(《伤寒括要·卷上·头汗》)

10. 气阴虚

尺肤涩而尺脉滑，营血自涸者，多汗；又津脱者，汗大泄，宜调卫汤。(《病机沙篆·卷下·自汗盗汗》)

11. 气血虚

病后气血俱虎，或产后气血俱虚自汗者，十全大补汤。别处无汗，惟心孔一片有汗，此必思虑伤心也。猯猪心一具，破开带血，入人参、归身各一两，用线缝煮热，去药食心，仍以艾汤调茯苓末服，如是三服取效。倘诸药止汗不效，但理心血液汗乃止，十全大补汤加枣仁、远志肉、五味、朱砂，镇摄心神为主。若汗出如珠如胶而淋漓，揩拭不逮者，皆不可治。(《病机沙篆·卷下·自汗盗汗》)

(二) 盗汗

1. 阴虚

盗汗阳蒸于阴，当归六黄汤，虚人加黄芪，减芩、连，身热加骨皮、秦艽，肝虚加枣仁，肝实加胆草，烦心加连、辰砂、麦冬、

竹叶，脾虚加术、芍、山药，去芩、连。（《病机沙篆·卷下·自汗盗汗》）

阴虚阳必凑，故发热自汗，当归六黄汤主之。（《病机沙篆·卷下·自汗盗汗》）

2. 阳虚

盗汗，阳衰则卫虚，所虚之卫行于阴，当目瞑之时，无气以固其表，则腠理疏而汗；醒则行阴之气而复于表，汗自止，故名盗汗，又名寝汗。（《病机沙篆·卷下·自汗盗汗》）

【医案】

邑宰夏仪仲太夫人，年已八秩。戊寅新夏，仪仲远任闽邑，忧思不已，偶因暑浴，遂患发热头痛。医者以为伤寒，禁其食而肆行解散，越三日气高而喘，汗出如洗，昏冒发厥，业已治凶事，始问治于余。余诊其脉，大而无力，乃为之辨曰：外感发热，手背为甚；内伤发热，手心为甚。外感头痛，常痛不休；内伤头痛，时作时止。今头痛无定而手背不热，是与虚也，与外邪无涉。即进食补中，犹惧或失之，反禁食攻表，安得不败乎？遂用人参、黄芪各五钱，白术、半夏各二钱，橘红一钱，甘草六分。原医者为之咻曰：喘为气逆，此药到咽，即不可救。举家惊疑不决，余百口陈辨，甫投一剂，喘汗减半，更倍用参、术二剂，症减七八，惟饮食不进耳。余曰：火衰不能生土，但于原方加附子一钱五分，干姜一钱。十剂而食进，调理三月，计用参二斤而安。（《删补颐生微论·卷之四·医案论第二十三》）

编者注：耄耋之年，发热头疼，乃气虚发热，前医误投风剂发散且令禁食，大汗则亡阳耗气，禁食脾无化源，气虚更甚，故而大汗喘促，神志昏倦，脉大无力，已成危候。李氏力排众议，食药同用，补脾益气，温中和胃，虑及他医之异，人参、黄芪、白术各用五钱大补元气，固表止汗，肺气得补，一剂而喘汗减半；继而倍用参至一两，而他医不敢再非议，并加附子、干姜易煨姜，脾肾并补，服两月收功。李氏治虚重视后期调理，对于巩固疗效具有重要的意义，值得借鉴和学习。

二、痰饮

1. 脾虚

稠浊者为痰，清稀者为饮。经曰：太阴在泉，湿淫所胜，民病饮积。又曰：岁土太过，雨湿流行，甚则饮发。又：土郁之发，太阴之复，皆病饮发。

【李中梓按】痰之为病十常六七，而《内经》叙痰饮四条，皆因湿土为害。故先哲云：脾为生痰之源。又曰：治痰不理脾胃，非其治也。

夫饮入于胃，游溢精气，上输于脾，脾气散精，上归于肺，通调水道，下输膀胱，水精四布，五经并行，何痰之有？惟脾土虚湿，清者难升，浊者难降，留中滞膈，瘀而成痰。故治痰先补脾，脾复健运之常，而痰自化矣。（《医宗必读·卷之九·痰饮》）

析而言之，痰有五，饮亦有五，而治法因之而变。在脾经者名曰湿痰，脉缓面黄，肢体沉重，嗜卧不收，腹胀食滞，其痰滑而易出（二陈汤、白术丸，挟虚者六君子汤，酒伤者白蔻、干葛，挟食者保和丸，挟暑者清暑丸，惊者妙应丸）。（《医宗必读·卷之九·痰饮》）

嗟乎！五痰五饮，证各不同，治法迥别，稍或不详，妄投药剂，非徒无益，而又害之。至如脾肺二家之痰，尤不可混，脾为湿土，喜温燥而恶寒润，故二术、星、夏为要药；肺为燥金，喜凉润而恶温燥，故二母、二冬、地黄、桔梗为要药。二者易治，鲜不危困。每见世俗恶半夏之燥，喜贝母之润，一见有痰，便以贝母投之，若是脾痰，则土气益伤，饮食忽减矣。即使肺痰，毋过于凉润，以伤中州，稍用脾药，以生肺金，方为善治。故曰：治痰不理脾胃，非其治也。（《医宗必读·卷之九·痰饮》）

膈满呕吐，喘咳寒热，腰背痛，目泪出，其人振振恶寒，身瞤惕者，名曰伏饮（倍术丸）。更有一种，非痰非饮，时吐白沫，不甚稠黏，此脾虚不能约束津液，故涎沫自出，宜用六君子汤加益智仁以摄之。（《医宗必读·卷之九·痰饮》）

其人素盛今瘦，水走肠间，辘辘有声，名曰痰饮；心下冷极，以温药和之。桂苓术甘汤主之。(《医宗必读·卷之九·痰饮》)

2. 肺虚

在肺经者名曰燥痰，又名气痰，脉涩面白，气上喘促，洒淅寒热，悲愁不乐，其痰涩而难出（利金汤、润肺饮）。(《医宗必读·卷之九·痰饮》)

3. 肾虚

在肾经者名曰寒痰，脉沉面黑，小便急痛，足寒而逆，心多恐怖，其痰有黑点而多稀（姜桂丸、八味丸、胡椒理中丸）。(《医宗必读·卷之九·痰饮》)

【医案】

郡侯王敬如，患痰嗽，辄服清气化痰丸，渐至气促不能食。余曰：高年脾土不足，故有是证，若服前丸，则脾土益虚矣。投以六君子汤，加煨姜三钱、益智一钱五分，十剂而痰清。更以前方炼蜜为丸，约服一斤，饮食乃进。(《医宗必读·卷之九·痰饮·医案》)

编者注：本案因患者年高，又过服苦寒之剂，伤及脾土，脾失健运，痰湿内蕴，李氏根据仲景之旨，治痰以温脾建中大法，见痰休治痰，杜绝生痰之源，用六君子汤加煨姜、益智暖土益气，培土生金，燥湿化痰，十剂而痰清；更以丸剂长期坚持，杜绝生痰之源，约服一斤病瘥。

社友秦景明，素有痰饮，每岁必四五发，发即呕吐不能食。余曰：病日久而结成窠囊，非大涌之弗愈也，须进补中益气（补中益气汤。编者注）十日，而后以瓜蒂散频投，涌如豆汁，继如赤豆沙者数升，已而复得水晶者升许。如是者七补之，七涌之。百日而窠囊始尽，专服六君子汤、八味丸（金匮肾气丸。编者注），经年不辍。(《里中医案·秦景明痰饮》)

编者注：秦景明与李氏为同行，均为当地名医。秦氏素有痰饮，病在膈上，本可以瓜蒂散涌吐痰涎取效，然瓜蒂散非形气俱实者慎用。本案患者病久而结成窠囊，不可单行祛邪之法，先以补中益气扶其正，继以瓜蒂散祛其痰，待痰涎涌出后又行七补七涌百日，攻补兼施，并以六君子汤、八味丸长期坚持，杜绝生痰之源。南宋名医许叔微痰饮成为窠囊，用茅山苍术为丸，服用年余方愈，可做治痰方法参考。

太史陈实庵，脾肾素虚，心神抑郁，大便不实，饮食不化，吐痰不已。用六君子加炮姜、益智，理之而痊。若误用清火理气，是顾标而失本矣。（《里中医案·陈实庵脾肾两虚》）

编者注：此案患者素有脾肾不足，虽见吐痰不已，不可见痰止痰，据"治病求本"之理，用六君子加炮姜、益智健脾温肾，燥湿化痰，病始安。和郡侯王敬如案治法如出一辙。

刑部主政徐凌如，劳且怒后，神气昏倦，汗出如浴，语言错乱，危困之极，迎余疗之。诊其脉大而滑且软，此气虚有痰也。用补中益气汤料，并四帖为一剂，用参至一两，加熟附子一钱，熟半夏三钱，四日面稍苏，更以六君子加姜汁一盏，服数日，兼进八味丸，调理两月而康。（《医宗必读·卷之九》）

编者注：见痰不可一味治痰，本案因劳倦内伤，大汗亡阳，气虚阳衰，痰浊蒙窍，神气昏倦。李氏用李杲补中益气汤四帖为一并服，可谓大剂，人参重用至一两，健脾益气，并加附子回阳温肾，半夏燥湿化痰，连服十六剂，昏倦稍苏。六君子汤治生痰之本，八味丸补肾善后，因补虚不能速成，故调理二月而瘥，此谓"治病必求于本"也。

文学朱文哉，遍体如虫螫，口舌糜烂，朝起必见二鬼执盘飧以献。向余动恸曰：余年未三十，高堂有垂白之亲，二鬼旦暮相侵，决无生理，倘邀如天之力，得以不死，即今日之秦越人矣，遂叩头流血。余诊其寸脉乍大乍小，意其为鬼祟，细察两关，弦滑且大，遂断定为痰饮之病。投滚痰丸三钱，虽微有所下，而痛患如旧，更以小胃丹（芫花、甘遂、大戟、大黄、黄柏。编者注）二钱与之，复下痰积及水十余碗，遍体之痛减半，至明早鬼亦不见矣。更以人参三钱、白术二钱煎汤，服小胃丹三钱，大泻十余行，约有二十碗，病若失矣。乃以六君子（六君子汤。编者注）为丸，服四斤而痊）。（《医宗必读·卷之九》）

编者注：古有"痰生百病"和"怪病多痰""百病皆由痰作祟"之说，据脉弦滑且大，断为痰饮之病，遂投祛痰剂豁痰开窍，泻下逐饮，虽微有所下，而病患如旧，更以小胃丹泻积祛痰利水后，病痛减半，又以参术煎汤送小胃丹，攻邪与扶正并举，末以六君子汤扶正善其后，效如桴鼓。

三、腰痛

1. 肾虚

凡诸腰痛，俱系肾虚，而挟邪者，须去其邪，无邪则从补可也。肉桂为引导之药，鹿茸、羊肾亦可。（《病机沙篆·卷下·腰痛》）

腰肢痿弱，脚膝酸软，脉或大或细，按之无力，痛亦攸攸隐隐而不甚，分寒热二候。脉细而软，力怯短气，小便清利，肾气丸、茴香丸、鹿茸、羊肾之类。脉大而软，小便黄，虚火炎，六味丸、封髓丸。丹溪云：久腰痛，必用官桂开之方止。（《医宗必读·卷之八·腰痛·肾虚》）

【医案】

徽州太学方鲁儒，精神疲倦，腰膝异痛不可忍。医者皆曰肾主腰膝，乃用桂附之剂，绵延两月，愈觉四肢萎软，腰膝寒冷，遂悠服热药，了无疑惧。比余视之，脉伏于下，极重按之，振指有力。因思阳盛格阴，乃火热过极，反兼胜己之化，欲用苦寒之药，骇而弗从。又半月而寒愈甚，复来求治。余曰：寒势日增，乃热毒愈甚也，小便当赤，必畏沸汤。询之果然，方能信悦。余以黄柏三钱，龙胆草二钱，芩、连、栀子各一钱五分，加生姜七片为之向导，乘热顿饮。移时便觉腰间畅快，三剂而痛若失矣。用人参固本丸，日服二两，一月而痊安。（《删补颐生微论·卷之四·医案论·第二十三》）

编者注：本案腰膝寒冷，表面上看当寒者热之，然仔细辨证，尚有小便赤，脉伏且振指有力，此为真寒假热，当寒因寒用，以苦寒之药三剂，痛止症除，继服人参固本丸一月而安。

孝廉王征美，腰痛不得坐卧，服补肾药弗效。余曰：脉缓大而无力，为风湿交侵，用独活寄生汤（独活、桑寄、生杜仲、牛膝、细辛、秦艽、茯苓、肉桂、防风、川芎、人参各一钱半，甘草、当归、芍药、地黄各一钱，生姜五片。主治肾虚受风受湿，腰腿拘急，筋骨挛痛，行步艰难。编者注）四剂而痛止，但苦软弱。余曰：邪去则正虚。服八味丸（金匮肾气丸。编者注）数日而愈。（《里中医案·王征美腰痛》）

编者注： 患者腰痛不得坐卧，虚实夹杂，单服补肾药未能取效，先以独活寄生汤祛其邪，后以八味丸扶其正，数日而愈。此案提示祛邪与扶正在临证时的先后顺序，当遵循先后缓急的治疗原则。

四、痹证

1. 脾虚

愚按：《内经》论痹，四时之令，皆能为邪，五脏之气，各能受病，六气之中，风寒湿居其半，即其曰杂至，曰合，则知非偏受一气可以致痹。又曰：风胜为行痹，寒胜为痛痹，湿胜为着痹。即其下一胜字，则知但分邪有轻重，未尝非三气杂合为病也。皮肉筋骨脉各有五脏之合，初病在外，久而不去，则各因其合而内舍于脏。在外者祛之犹易，入脏者攻之实难；治外者散邪为亟，治脏者养正为先。治行痹者散风为主，御寒利湿，仍不可废，大抵参以补血之剂，益治风先治血，血行风自灭也。治痛痹者，散寒为主，疏风燥湿，仍不可缺，大抵参以补火之剂，非大辛大温，不能释其凝寒之害也。治着痹者，利湿为主，祛风解寒，亦不可缺，大抵参以补脾补气之剂，盖土强可能胜湿，而气足自无顽麻也。提其大纲，约略如此，分条治法，别列于下。（《医宗必读·卷之十·痹》）

2. 气血虚

顽痹不知痛痒也。汗出太多，营与卫俱虚，血气不和，肌肉失养故也。（《伤寒括要·卷上·肉痹》）

【医案】

文学陆文湖，两足麻木，自服活血之剂不效，改服攻痰之剂又不效，经半载后，两手亦木，左胁下有尺许不知痛痒，余曰：此经所谓着痹也。六脉大而无力，气血皆损，用神效黄芪汤（黄芪二钱，人参、白芍药、炙甘草各一钱，蔓荆子二分，陈皮五钱。小便涩加泽泻；有热加酒炒黄柏；麻木虽有热，不用黄柏，再加黄芪一钱；眼缩小去芍药。忌酒、醋、面、葱、蒜、韭、生、冷。编者注）加茯苓、白术、当归、地黄，十剂后小有效，更用十全大补五十余剂始安。（《医宗必读·卷之十·痹·医案》）

编者注： 气虚则麻，血虚则木。患者两足麻木，六脉大而无力，非血瘀痰阻等实证，此乃气血俱虚，肌肉失养，以神效黄芪汤加茯苓、白术、当归、地黄补气养血祛风获效后，更以十全大补气血阴阳并补，服五十剂始安。

孝廉王春卿，久患流火，靡药弗尝，病势日迫，商之余曰，尚可疗否？余曰：经年之病，且痛伤元气，非大补气血不可。春卿曰：数月前曾服参少许，痛势大作，故不敢用。余曰：病有新久之不同，今大虚矣，而日从事于散风清火，清火则脾必败，散风则肺必伤。言之甚力，竟不能决，遂致不起。（《医宗必读·卷之十·痹·医案》）

编者注： 病有虚实、新久之异，本案患者因曾服参而不效，畏补虚之法。然今之病证却因其过用散风清火之类，伤及脾肺，虚证无疑，当大补气血方可获良效。

制台张石林，胫膝肿痛，赤如涂丹。服槟榔、木通、牛膝、苡仁等药，继服苍术、黄柏。余曰：尺大而软，责在少阴。用人参、地黄各三钱，麦冬二钱，丹皮、牛膝、枸杞各三钱，沉香一钱。四剂少减，二月而安。（《里中医案·张石林胫膝红肿疼痛》）

编者注： 患者胫膝肿痛，赤如涂丹，其脉象尺大而软，可知病位在足少阴肾，脉大而软，呈现虚弱之象，乃属痹证，推知证属下焦气阴不足，虚火内生。治以益气养阴，佐以凉血清热为益。服二月始安。

五、痿证

夫皮毛、筋、脉三痿为内因，而骨、肉二痿为外感，又《素问·

生气通天论》云：因于湿，首如裹，湿热不攘，大筋软短，小筋弛长，软短为拘，弛长为痿。亦有外感者矣，丹溪以痹为外感风寒邪实，痿为内因湿热本虚。愚谓痹乃正气本和，因外感风寒冷湿，为刚烈之邪，当以有余名之。痿乃正气自虚，致成湿热拂郁懈惰，为柔缓之邪，当以不足名之。或者初伤七情及饮食厚味，中焦郁积，淫气不清，湿热乘虚为痿者有之；或者初感湿痹，郁久成热，气血渐虚为痿者有之。不可执也。（《病机沙篆·卷上·痿》）

1. 脾虚

诸痿之证，未有不因阳明虚而致者。《灵枢》云：真气者，所受于天，与谷气并而充身也。《素问》云：阳明者，五脏六腑之海也。四肢不能禀水谷气，阴道不行，筋骨肌肉无气以生，故不用焉。盖真气者，天之道也；谷气者，地之道也。地非天不生，天非地不成，故真气与谷气并而后生身也。阳明虚，五脏无所禀受，则不能行气血、濡筋骨、利关节，故肢体中随其不得受水谷气处则病痿，故古人治痿独取阳明也。（《病机沙篆·卷上·痿》）

至如治法，湿胜者亦必有脾胃虚湿之证，脉微而缓弱，宜用人参养胃汤及藿香散主之。热胜者，亦必有内伤之证，脉虚而浮大，宜四君子、补中益气等加二妙散以渗湿清热，此祖《内经》治痿独取阳明之法也。（《病机沙篆·卷上·痿》）

感于卑湿，则脾气热，胃干而渴，血液不生，致肌肉不仁，发为肉痿，宜二陈、二术、参、芪、苓、草。（《病机沙篆·卷上·痿》）

有属脾土太过，令人四肢不举，四君子汤加芎、归，倍白术。（《病机沙篆·卷上·痿》）

2. 肾虚

劳倦热渴，阴气内乏，热舍于肾，则腰脊不举，骨枯而髓减，发为骨痿，宜金刚丸，萆薢、杜仲、苁蓉、菟丝等份，用猪肾酒煨，捣糊丸服。（《病机沙篆·卷上·痿》）

若肝肾精血虚而湿多者，谓之正虚，宜温补，茸、胶、桂、附，金匮丸、八味丸俱可用。（《病机沙篆·卷上·痿》）

又一属脾湿伤肾，经曰：秋伤于湿，上逆而咳，发为疾厥。

致有目昏花、耳聋鸣、腰膝无力，当归、生地、桂、附、防己、柴、羌、苦参；或用虎潜丸，熟地、归、芍、知、柏、干姜、陈皮、锁阳、牛膝、龟甲、虎骨，加附子，治痿厥如神。（《病机沙篆·卷上·痿》）

3. 心虚

悲哀太甚，则胞络绝。心气热，则下脉厥而上，上则下脉虚，虚则生脉痿，枢折挈，胫纵而不任地。宜铁粉、银屑、黄连、苦参、龙胆、石蜜、牛黄、龙齿、秦艽、鲜皮、丹皮、骨皮、雷丸、犀角。（《病机沙篆·卷上·痿》）

4. 肝虚

思虑无穷，入房过度，热入于肝，则胆泄口苦，筋膜干，则筋急而挛，发为筋痿，宜生地、天冬、百合、紫葳、白蒺藜、杜仲、牛膝、萆薢、菟丝、防风、芩、连、木瓜。（《病机沙篆·卷上·痿》）

5. 脾肺虚

丹溪云：肺属金，性燥，居上而主气，畏火者也；脾属土，性湿，居中而主四肢，畏水者也。若嗜欲无节，则水失其养，火寡于畏而侮其所胜，肺得火邪而热矣。木性刚急，肺受热邪则金失所养，木寡于畏而侮其所胜，脾得木而伤矣。肺热则不能管摄一身，脾伤则不能运行四肢而病痿矣。泻南方则金清，而东方不实，何脾伤之有？补北方则心火降，而西方不虚，何肺热之有？故阳明不虚，则润宗筋、束筋骨、利机关矣。骆龙吉云：风火相炽，当滋肾水。东垣以黄柏为君、黄芪为佐，而无一定之方。有兼痰积者、有湿多者、有湿热相半者、有挟寒者，活泼制方，其善于治痿者乎！然药虽中窍，而将息失宜，终不可愈也。故休息精神、淡泊滋味为顶门金针。五痿论云：有所失亡，所求不得，则肺热叶焦，皮毛虚弱而生痿躄。宜参、芪、二冬、石斛、百合、山药、犀角、通草、枯梗、栀子、黄芩、杏仁、秦艽。（《病机沙篆·卷上·痿》）

6. 肝肾虚

肾肝下虚，补益肝肾丸、神龟滋阴丸、补益丸、虎潜丸。（《医宗必读·卷之十·痿·治法》）

7. 气虚

气虚、四君子汤合二妙散。（《医宗必读·卷之十·痿·治法》）

8. 血虚

血虚，四物汤、二妙散、补阴丸。（《医宗必读·卷之十·痿·治法》）

内虽有热，乃为虚热，补之自除，所谓甘温能除大热也。若真火热胜者，谓之偏虚，脉必沉数，及兼遗精、白浊、阴汗等证，宜四物汤、坎离丸类滋阴降火。（《病机沙篆·卷上·痿》）

9. 气血虚

气血俱虚，十全大补汤。（《医宗必读·卷之十·痿·治法》）

【医案】

兵尊高悬圃（《脉诀汇辨·卷九》为苏松道尊高玄圃；《医宗必读》为高玄圃。编者注）老公祖，患两足酸软，神气不足。向服安神壮骨之药不效，改服滋肾、牛膝、薏仁、二妙散之属，又不效。纯用血药，脾胃不实，召余（指李中梓。编者注）诊之。脉皆冲和，按之亦不甚虚，惟脾部重取之涩而无力。此土虚下陷，不能制水，则湿气坠于下焦，故膝胫为患耳。进补中益气（补中益气汤。编者注），倍用升、柴，数日即愈。夫脾虚下陷之证，若误用牛膝等下行之剂，则愈陷，此前药之所以无功也。（《删补颐生微论·卷之四》）

编者注：《素问·痿论》提出"治痿独取阳明"之论。本案患者脉皆冲和，按之亦不甚虚，惟脾部重取之涩而无力，此乃土虚不能制水，湿气注于下焦。不可行牛膝、苡仁、黄柏等下行之剂，李氏治取阳明，以补中益气汤健脾益气，倍用升、柴升阳举陷，再加一味苍术为治湿要药，数日霍然。临证启示，脉虚下陷时误用牛膝等下行的药则会导致气机更陷，慎之。苍术治湿，以南宋许叔微最有心得。

崇明文学倪君俦，四年不能起于床，延余航海治之，简其平日所服，寒凉者十六，补肝肾者十三，诊其脉大而无力，此营卫交虚。以十全大补加秦艽、熟附各一钱，朝服之；夕用八味丸（金匮肾气丸。编者注）加牛膝、杜仲、远志、萆薢、虎骨、龟甲、黄柏，温酒送七钱，凡三月而机关利。（《医宗必读·卷之十·痿·医案》）

编者注：患者痿废在床，四年不能任地，其脉大而无力，气血俱虚，祛寒温阳，滋补肝肾，俱不对证。以药对脉，李氏当以十全大补汤与金匮肾气丸加味治之，朝夕互助，朝则阳盛，投以十全大补，日进一两，阴阳气血俱补；夕后阴盛，温酒送服金匮肾气丸温补肾阳，疏通血脉。连服机关利，半载而康。这和薛己朝夕互补，朝用补中益气，夕投六位地黄异曲同工。

太学朱修之，八年痿废，更医累百，毫末无功，一日读余《颐生微论》，千里相招。余诊之，六脉有力，饮食若常，此实热内蒸，心阳独亢，证名脉痿。用承气汤，下六七行，左足便能伸缩。再用大承气（大黄、芒硝、厚朴、枳实各二钱，水二盅，生姜三片，煎至九分，内硝煎服。编者注），又下十余行，手中可以持物，更用黄连、黄芩各一斤，酒蒸大黄八两，蜜丸，日服四钱，以人参汤送。一月之内，去积滞不可胜数，四肢皆能展舒。余曰：今积滞尽矣。煎三才膏十斤与之，服毕而应酬如故。修之家世金陵，嗣后遂如骨肉，岁时通问馈遗，越十载不懈。（《医宗必读·卷之十》）

编者注：患者虽痿废八年，但脉按之搏指有力，实证是也。先以承气汤，继用芩、连、山栀、酒蒸大黄蜜丸，以参汤送服，历时一月，积滞除，四肢伸。因积滞已去，而真元虚惫之象现矣，故以三才膏十斤益气养阴善其后。《素问·五常政大论》曰："大毒治病，十去其六；常毒治病，十去其七；小毒治病，十去其八；无毒治病，十去其九。谷肉果菜，食养尽之。无使过之，伤其正也。不尽，行复如法。"李氏所用之法，此之谓也。

六、 内伤发热

发热者，无休止也。潮热者，时热时止如潮之有讯也。烦热

者，虚而烦躁发热也。(《伤寒括要·卷上·发热》)

【医案】

同邑社友俞敬敷，饮食不均，远行劳倦，发热烦闷，症类伤寒，乃禁食不与。比余视之，言语轻微，手背不热，六脉数而软，此真气不足，非有外邪也。力勉其进粥，乃与甘温大补之剂，恪服数日，热退而安。(《删补颐生微论·卷之四·医案论第二十三》)

汪望洋之孙，年方舞象，发热吐痰，头眩羸弱，医皆以二冬、二母、四物、苓、柏治之。似疟非疟，倦怠异常，诊其右三部不及左者两倍，及知脾肺气虚，火不生土之候也，遂用补中益气加姜、桂至三钱，十剂而安，四十剂而平复。夫治气者，主阳而升，治血者，主阴而降，现症颇类，而治之法适不相件，焉可以疑似之见贾祸耶?(《删补颐生微论·卷之二·别症论第十》)

编者注：上两案均为气虚发热，一为远行过劳，一为素体羸弱，故李氏用李杲甘温除热大法，补中益气，扶正退热。

楚中中翰林秦五梅，奉旨祭葬董玄宰，昏倦发热，头痛恶风。郡侯方公祖命余诊之。余曰：中气人虚，元气下陷，阳气不充而头痛，形气衰少而内热。用调中益气加葛根，一剂而愈，再煎而起。更制脾肾两丸，俾服逾月，而健旺倍常矣。(《删补颐生微论·卷之四·医案论第二十三》)

编者注：《素问·阴阳应象大论》云："清阳出上窍，浊阴出下窍。"本案为中气不足，六脉虚软，反误以外感有余而投用风药，耗气而难祛外邪。头者，天之象也。元气下陷，非升不举。李氏辨为内伤，人参、白术、黄芪补中益气，甘温除热，升麻、柴胡、葛根祛散外邪，宣散内热，补散结合，以补为主，服尔即效，可见辨证何等重要。

新安程幼安，食少腹闷，食粥者久之，偶食蒸饼，遂发热作渴，头痛呕逆，或以伤寒治之，或以化食破气之药投之，俱不效，势甚危迫。余诊之，谓其兄季涵曰：脉无停滞之象，按之软且涩，是脾土大虚之证也。法当以参术理之。众皆不然，予曰：病势已垂，岂容再误? 遂以四君子汤 (人参、白术、茯苓、甘草等份，水

煎服。主治气虚脉弱。编者注）加沉香、炮姜与之，数剂而减，一月而安。（《医宗必读·卷之十·不能食》）

编者注： 本案食少腹闷，脉不紧不浮，软而且涩，乃中气不足，脾胃虚寒，后天失养，故用四君子汤加干姜一味，即变为四君与理中并举，益气温中，培补后天，坚持一月而安。

五家嫂发热烦渴，胸腹痛甚，肢节皆疼，服理气降火和血之药不效。余诊其脉紧而非数，乃中有痼冷也，遂用八味丸（金匮肾气丸。编者注）料加人参服之，数剂而霍然。（《删补颐生微论·卷之四》）

编者注： 本案发热烦渴，胸腹肢节疼痛，表面上看为有余之证，实乃不足，真寒假热，阳虚为主，兼有气虚，八味兼以人参，温阳补气，热因热用治法。

孝廉俞彦直，肌肤灼热，神气昏闷，闻食即呕，强食即吐，困惫不支。或欲温补，余按其热处在骨间，脉沉而搏，此伏火也。用黄连一钱五分，山栀、黄柏各一钱，枳壳、陈皮各二钱，甘草五分，煎成入姜汁三匙，服四剂而痊。更以六味丸（六味地黄丸。编者注）加生脉散，调摄次岁。（《里中医案·俞彦直伏火》）

编者注： 本案为伏热有余之证，但有误以为虚热者，幸亏李氏用苦寒直折法，热退即安。但因伏热伤阴，故热退之后为巩固疗效，又坚持服用六味丸与生脉散长达一年，可见伏热伤阴的危害之重。

内戚顾淡之，劳神之后，烦躁大热，头痛时作时止，医者禁其饮食，一与之解表，见四日热不退，欲与攻里。余诊之曰：脉不浮紧，安得表耶？又不沉实，安得里耶？惟心部大而涩，此劳心而虚烦，乃类伤寒，非真伤寒。禁食饿绝矣，与之粥，兼进归脾汤（人参、茯神、龙眼肉、黄芪、炒酸枣仁、白术各二钱半，当归、远志各一钱，木香、甘草各三分、生姜五片，红枣一枚。主治思虑伤心脾，健忘怔忡。编者注），五日安。（《医宗必读·卷之五》）

编者注： 本案劳极神伤，内伤发热，原为不足之证，脾胃气虚则下流于肾，阴火得以乘其土位。禁食则绝生化之源，风药耗散正气，气血两虚，脉大且涩，李氏投以大剂归脾汤补益心脾，气足血充，生化有源，五日即安。

医者杜仲畹子，伤寒八日而大热不休，胸腹满痛，脉细且软，为阳证得阴脉，法在不治。余曰：欲攻之，则形体已虚；欲补之，则邪气犹在。无已，用杏仁五钱、苏子、枳实、厚朴、当归各三钱服，外用姜、楂、葱白炒热熨之，又令两人更互揉摩，时时以浓芥茶加生蜜饮之。至夜分腹中大响，下结粪殊多，更以前汤服，仍令揉摩，复下宿物，而后热退神已，困倦虚热蒸蒸不已，令食糜菜，继食人乳一盅，日进数次，两日而神清热止，更以生地、麦冬、茯苓、知母、陈皮、甘草、大枣服二日，更以四君子加陈皮、麦冬，服数日而元神复。夫阳证阴脉，十发九死，况大积未消，犹难措手，乃知法不可以尽拘也。(《里中医案·杜仲畹子大热，胸腹满痛》)

编者注： 本案气阴俱虚，邪气犹在，扶正有碍祛邪，祛邪又恐伤正，李氏先用理气润肠养血，通便下粪，消积畅腹以治标，缓解大热不休，胸腹满痛；继以养阴生津、清泻虚热、益气健脾，扶正善后，标本治疗有序，犹难措手之疴，不日而愈。尤其是祛邪之时，兼用茶叶、当归、山楂、生姜、葱白健脾和胃，养血扶止；而姜葱辛散发越热邪，为治疗阳明实热证提供了新的思路与方法，补充了仲景学说的不足。

七、 血证

（一）吐血

1. 气虚

上盛下虚，血随气上，法当顺气，气降则血归经矣，苏子降气汤。脉来微软，精神困倦，是气虚不能摄血，人参饮子，或独参汤。(《医宗必读·卷之六·虚劳·吐血》)

吐血色黯脉迟而寒者，理中汤。(《医宗必读·卷之六·虚劳·吐血》)

【医案】

大宗伯董玄宰，乙卯春，有少妾（根据《脉诀汇辨》《里中医案》应为少妾。编者注）吐血蒸嗽，先用清火，继用补中，俱不见效，迎余治之。余曰：两尺沉实，少腹按之必痛，询之果然。此怒后蓄血，经年弗效，乃为蒸热，热甚而吐血，阴伤之甚也。乃与四物汤加郁金、桃仁、穿山甲、大黄少许，下黑血升余，少腹痛仍在。更以前药加大黄三钱煎服，又下黑血块及如桃胶、蚬肉者三四升，腹痛乃止。虚倦异常，与独参汤饮之，三日而热减六七，服十全大补汤百余日，而康复如常。（《医宗必读·卷之六》）

编者注： 吐血蒸嗽，当见细数之脉，但其脉两尺沉实，且少腹按之疼痛，此为下焦瘀血阻滞，蒸而为热，迫血妄行，久之血虚，清火补中俱为治标，李氏诊为血虚血瘀。女人以血为本，血虚根本不固，故投四物汤加郁金、穿山甲、䗪虫、大黄，补血养血，活血化瘀，行血逐瘀，扶正为主兼顾逐瘀，二剂痛止，继服十全大补丸四斤，以善其后。补虚应当长期坚持，不可贪功。

给谏章鲁斋，在五邑作令时，令郎凌九，吐血发热，遗精盗汗，形肉衰削。先有医士戒之曰：勿服人参，若误服之，无药可救矣。两月弗效，召余诊。曰：此脾肺气虚之候，非大剂参、芪不可。鲁斋骇曰：前有医者戒之甚严，而兄用之甚多，何相悬也？余曰：此医能任决效否？曰：不能也。余曰：请易参五斤，母掣其肘，期于三月，可以报绩。陈论甚力，鲁斋信而从之。遂用六君子（六君子汤。编者注），间用补中益气（补中益气汤。编者注）及七味丸（六味地黄丸加肉桂一两。编者注）疗之，日轻一日，果如所约。（《医宗必读·卷之六》）

编者注： 患者吐血发热，遗精盗汗，形肉衰削，此脾肺气虚之候，非大剂参、芪不可。李氏以六君子汤，间用补中益气汤及七味丸扶正补虚，健脾胃，补中气，益肾阴，温肾阳，肺脾肾并补，固本培源，服用百日，血循常道，热退肉长，精固汗止。本案弃标治本，大剂久服，百日见功，李氏治虚心法可见一斑。

湖州王文麓，吐血干咳五年。余曰：察君之脉，望君之色，俱合补气，却闻服参必喘而见血，肺素有热也。然疾已危，非人参不能振其衰者，乃以秋石制之，便可大进而无虞也。何则？人参入肺补气，金家有火，故不胜也，然人参畏溲及卤，咸润下可以制其上升之性耳。先服一钱，明日服二钱，嗽减少，用四君子（四君子汤。编者注）加麦冬、五味、陈皮，以秋石汤泛为丸，同地黄丸（六味地黄丸。编者注）兼进，服至两年竟愈。（《里中医案·王文麓吐血干咳》）

编者注： 患者吐血干咳五年，色脉相合，当补其气，然患者肺素有热，单服参则不受，医者妙用秋石以制之，秋石性味咸、寒，入肺、肾经，可滋阴降火，制参升提之性。同时用六味地黄丸滋阴补肾，与四君子汤及人参脾肾并补，气阴并补，变汤丸剂，峻剂缓图，细水长流，服用七百余日收工。可见用补法既要有坚定信念，又要患者配合，才能达到目的。

京师须日华，暴怒伤阴，吐血甚多。余思《内经》云：大怒则血菀于上，令人薄厥。今血厥而呕数升，金气大虚，而木寡于畏也。以人参一两，培养金宫，且木欲实，金当平之。又况血脱益气，治其母也。以沉香三钱制肝木，更以炮姜少许为向导之兵，再进而血始定，然脉法则已违度矣。经云：至如颓土，按之不得，是肌气予不足，白藟发而死。言木克土也。及期果验。（《里中医案·须日华吐血》）

编者注： 用药如用兵，本案药简而力专，一方三药。人参入脾肺经，既可补其大虚之肺，又"虚则补其母"，健脾益气；患者吐血因于暴怒，血菀于上，以沉香降其肝气；更佐以炮姜温经止血。

侍御冯五玉令爱，发热咳嗽，已及半载，十月间吐鲜血甚多，一日之内，不过食粥一盏，大肉消陷，大便溏泄，沉困着床，脉来七至。余曰：法在不救，人所共知，若能惟余是听，不为旁挠，可救十中之一。每帖用人参五钱，桂、附各一钱，芪、术三钱，归、芍二钱，陈皮一钱，日投三帖，约进七十剂，及壮水丸三斤，而后起于床，又三月而饮食如旧。若泥常法而弃之，幽潜沉冤矣。（《医宗必读·卷之六》）

编者注： 患者发热咳嗽吐血长达半年，纳少、肉消、便溏、脉数，此为寒化凶兆，治疗以益气扶阳为重，服药七十剂后，转危为安。发热、咳嗽、吐血日久，损脾发热，伤肺咳嗽吐血，久而耗肾，因此，李氏不治标而治本，肺脾肾并补，且缓解之后以防复发，又用壮水丸三斤善后，心思缜密。

同邑业师吴玄水如夫人，吐血发热，上气咳嗽，其脉大而虚，心部尤甚。此气虚不能摄血，忌用降火之药，遂用归脾汤加干姜数服，血止热退而安。（《删补颐生微论·卷之四》）

编者注：本案为气血两虚，不能摄血，乃不足之证，不可误以为吐血而妄投用降火药，李氏以归脾汤加干姜数服即效，可见辨证何等重要。

文学金伯含，三年吐血，计二冬、二母、四物之类，不啻五百剂。形容憔悴，面色痿黄，咳嗽喘急，每岁必吐血数次，渐至一月而吐五六次，苦不可支，悉简所服方案，专来商治。余细诊之，沉而不浮，尺小于寸，右弱于左，色夭而血黯，不觉喟然叹曰：此阳气本虚，寒凉复伤之，肃杀之气，色脉并告矣，夫复何疑！遂用生脉散加肉桂一钱，熟附子一钱，甘草五分，一剂而安然，再剂而嗽减。伯含曰：温剂若不相宜，助体瘦，幼科多以退热消积治之，女科多以通经行血治之，大方以为虚而议补，俱不效。比余视之，脉大而尺独数，肌肤甲错，为小肠有痈脓已成而将溃矣。亟与葵根一两，皂刺二钱，银花三钱，甘草节一钱，陈皮二钱。再剂而脓血大溃，更以太乙膏同参、芪治之，一月始安。（《删补颐生微论·卷之四·医案论第二十三》）

编者注：本案吐血误用苦寒伤阳，形容憔悴，面色痿黄，脉沉而不浮，尺小于寸，右弱于左，此为气阳两虚。故用生脉饮合桂附益气温阳复脉，肺脾肾得以温补，咳嗽气喘缓解。根据文义，因无腹痛故应为肺痈，遂投清热透脓之药，兼用参芪补气扶正而安。

吴门孝廉王征明，喘咳吐血十余年，余曰：脉浮而濡，是金脏既薄而飞风客之，为处薄荷二钱五分，人参、麦冬各三钱，桔梗、苏子、甘草各一钱，橘红、茯苓各八分，二剂效，三月而除根。（《里中医案·王征明喘咳吐血》）

编者注：患者喘咳吐血十余年，本虚为主，虚则邪易客之，故养肺气、益肺阴，兼疏风热、宣降肺气，二剂起效，三月病瘥。

锡山张鸣之，吐血两年，面色痿黄，潮热咳嗽，膈有微痛，服滋肾，服补中。时仲冬，余曰：脉数而沉且搏，其痛而不可按，而甚于夜分，是坚血蓄积，非大下不可，又以久痛，不敢峻攻，用郁金、降真香、当归、生地、山甲、蓬术、人参，下血如漆者数次而痛减，月余复痛。余曰：病重而药轻也，乃以大黄、干漆、蓬术、郁金、山甲、肉桂、归尾、桃仁、虻虫为丸。每日服参芪之剂，午后服丸钱许。十日而血积大下，数次痛止神旺，吐血烦热咸已。（《里中医案·张鸣之吐血》）

编者注： 患者吐血两年，腹痛久而不可按，夜分较甚，证属瘀血内结，然顾其病久，不敢峻攻，攻补兼施，服药后痛减，未能除根。然月余复痛，此病重而药轻，则以峻药丸服，丸者缓之，并日服参芪扶正补虚，十日血积大下，数次豁然。

刑部主政唐名必，劳心太过，因食海鲜，吐血有痰，喉间如鲠，日晡烦热，喜其六脉不数，惟左寸涩而细，右关大而软，思虑伤心脾也。以归脾汤大料加丹参、丹皮、麦门冬、生地黄，二十余剂而证减六七，兼服六味丸（六味地黄丸。编者注）三月，遂不复发。（《医宗必读·卷之六》）

编者注： 本案吐血因劳心太过，又多食海鲜生痰，证属心脾气血两虚，以归脾汤为主方健脾益气，补血养心，服二十余剂，则证十去六七，兼服六味地黄丸三月，遂不复发。

一儒者，久困场屋（场屋，即古代科举考试的地方，又称科场，引申指科举考试。此指科举考试不中。编者注），吐衄盈盆，尪赢骨立，梦斗争恐怖，遇劳即发，补心安神投之漠如。一日读《素问》，乃知魂藏于肝，肝藏血，作文苦，衄血多，则魂失养，故交睫即魇，非峻补不可，而草木力薄，以酒溶鹿角胶，空腹饮之，五日而安卧，一月而神宁。鹿角峻补精血，血旺神自安也。（《医宗必读·卷之十》）

编者注： 本案患者因科举考试不中，情志不畅，伤肝不能藏血，肝不藏魂，交睫即魇，梦斗争恐怖，血不循常道妄行，吐衄盈盆，损脾肌肉失养，尪赢骨立。故用血肉有情之品鹿角胶温阳峻补，肝有所养，能够藏魂案魄；酒通血脉，畅达肝木，血循常道而不妄行。此乃治本治法，一方二味，思路独特。

（二）咳血

1. 肾阴虚

涎唾中有少血散漫者，此肾虚火炎之血也，六味地黄汤加童便、阿胶。

2. 肺阴虚

血如红缕，在痰中嗽出者，此肺血也，二冬、二母、白及、阿胶、甘草、苡仁、紫菀、百合、桔梗。

3. 气虚

凡血证既久，古人多以胃药收功，四君子汤。（《医宗必读·卷之六·虚劳·咳嗽血》）

4. 气阴两虚

肺伤者，其人劳倦，人参救肺散。（《医宗必读·卷之六·虚劳·咳嗽血》）

（三）咯血

1. 阴虚

不嗽而血从络出，此肾血也。地黄、牛膝、牡丹皮、茯苓、当归、青黛、玄参、童便。（《医宗必读·卷之六·虚劳·咯血》）

（四）便血

【医案】

黄州樊山甫，形服善饮，肠风下血。余知其热而且虚，以枳壳、黄连烧灰、升麻、生地、甘草煎汤，调服血止后，以八珍汤培养之。（《里中医案·樊山甫肠风下血》）

编者注：患者善饮嗜酒，酒生湿热，迫血妄行，血走于下，血失则虚，故先清热祛其邪，后用八珍汤补阳气血，扶正补虚善后。

学宪黄贞父，下血甚多，面色萎黄，发热倦怠，盗汗遗精。余诊之曰：脾虚不能统血，肾虚不能闭脏，法当以补中益气（补中益气汤。编者注）五帖，并一而进之。十日汗止，二十日血止，再以

六味地黄丸，间服，一月而安。(《医宗必读·卷之六》)

编者注：本案患者便血量多，面色萎黄，发热倦怠，盗汗遗精，为脾肾俱虚，李氏先以大剂补中益气汤，五帖并一，健脾补气，使气血生化有源，复脾气统摄之力。后用六味地黄丸，滋补肾阴，复肾气封藏之能。

江西学宪黄贞父，患肠风下血，久用四物汤、芩、连、槐花之属，屡发不止，而色颇黄。诊其脉，惟脾部浮而缓，此土虚而风湿交乘也。遂用苍术三钱，茯苓、人参、黄芪、升麻、柴胡、防风各一钱，进四剂而血止，改服十全大补汤调养而愈。(《删补颐生微论·卷之四·医案论第二十三》)

编者注：患者肠风下血，久用苦寒，致土虚而风湿交乘也。先以益气健脾、祛风燥湿之剂，四剂血止，继以十全大补汤扶正固本以善后。

嘉善孝康叶行可，腹胀而泻，肠风下血，用凉血行气之剂，反深不快，用黄柏、知母，胃气愈伤，饮食减少。余曰：此土气虚甚，因而下陷，不能摄血也。以异功散加升麻、干姜，数十剂而痊。(《删补颐生微论·卷之四·医案论第二十三》)

编者注：下血有虚实寒热之分，患者因久服凉剂，证属脾气虚寒、气不摄血之下血，补中益气汤加益智仁、炮姜，补中益气，温脾补肾，干姜升麻温中升阳，标本兼顾，脾盛统血，气壮摄血，血循常道，而不外溢，久服全效。

八、疟病

总之，脉实、证实者，攻邪以治标；脉虚、证虚者，补正以治本。久疟必虚，惟人参、生姜各一两，连投二服于未发之前，莫不应手取效。贫困者，白术可代，血亏者，当归可代。近世不明表里虚实，辄用知母、石膏、芩、连、栀、柏，若表未解而得此寒凉，则寒邪愈固；或用常山、草果、巴豆、砒、雄，若正已虚而得此克伐，则元气转虚。故夫绵延不已者，皆医之罪耳，岂病之咎耶？(《医宗必读·卷之七·疟疾》)

色稍夭者，必先补而取之。(《病机沙篆·卷上·疟》)

色枯者，补血调气。(《病机沙篆·卷上·疟》)

1. 气虚

治之失宜，营卫亏损，邪伏肝经，胁下有块，此证当以补虚为主，每见急攻块者，多致不救，六君子汤加木香、肉桂、蓬术、鳖甲。(《医宗必读·卷之七·疟疾·疟母》)

2. 气血虚

或素有弱证，或因疟成痨，十全大补汤，有热者去桂。(《医宗必读·卷之七·疟疾·痨疟》)

【医案】

相国沈明缜，丙辰仲秋疟发呕吐，出蛔虫五枚，昏闷不能食，六脉沉细。余曰：疟邪干犯太阴，中寒而蛔动也，以理中汤加乌梅、黄连，数剂吐止，去乌梅、黄连，加熟附子，五剂愈。(此病素有寒中之患者。)(《里中医案·沈明缜疟症蛔动》)

编者注：疟病有虚、实之分，患者六脉沉细，虚者无疑，此为脾虚有寒，因体内素有蛔，蛔喜温恶寒，故蛔动而出。以理中汤温中祛寒，补气健脾，加乌梅酸以安蛔，黄连苦以下蛔，数剂吐止。

新安程武修患疟，每日一发，自巳午时起，直至次日寅卯而热退，不逾一时，则又发矣。已及一月，困顿哀苦，命两郎君叩首无算，以求速愈。余曰：头痛恶寒，脉浮而大，表证方张，此非夫汗，必误截也。武修云：寒家素有截疟丸，百发百中，弟服之病势增剧，何一也？余曰：邪未解而剧止之，邪不能伏，请以八剂四日服尽，决效耳！石膏、黄芩各三钱，抑阳明之热，使其退就太阴；白豆蔻三钱、生姜五钱，救太阴之寒，使其退就阳明；脾胃为夫妻，使之和合，则无阴阳乖乱之愆；半夏、槟榔各一钱五分，去胸中之痰；苏叶二钱，发越太阳之邪；干葛一钱，断入阳明之路。甫三剂而疟止，改用小柴胡倍人参服四剂，补中益气(补中益气汤。编者注)服十剂而瘥。(《医宗必读·卷之七》)

编者注：本案患疟已及一月，服截疟丸而病势加剧，此因邪气炽盛而强止之，邪不能伏，愈发猖獗。此案治疗关键在于和脾胃，李氏以石膏、黄芩，抑阳明之热，又以豆蔻，生姜救太阴之寒，脾胃和则阴阳和，此为要也。

隐士陈眉公，患三日疟，浃气未瘥。素畏药饵，尤不喜人参。余诊其脉，浮之则濡，沉之则弱，营卫俱穷，故绵延不已。因固请曰：夫素不服参者，天畀之丰也。今不可缺者，病魔之久也。正气虚惫，脉如悬丝，而可拘以常乎？变通趋时，不得失也。先服人参钱许，口有津生，腹无烦满。乃色喜云：素所胶而不化者，今日发吾覆矣。敢以性命委重，惟兄所命耳。遂以人参一两，何首乌一两，煎成膏，加姜汁一盏。甫一剂而势减七八，再进而疟遂绝。（《里中医案·陈眉公疟症》）

编者注：本案三日疟，脉浮取则濡，沉取则弱，为营卫俱虚。患者厌恶人参，李氏耐心劝说服用人参之妙，试服后口有津生，腹无烦满，因而人参、何首乌煎成膏，加姜汁，一方三药，气阴双补，正气得益，疟遂截，小方之效彰显。

九、 疝气

夫丹溪发明医理颇多，而临证处方又多以扶植元气为主。孰意人遭厄运，其手书皆不传，而传于世者，皆为盲夫俗子裁剪增续，疵缪实多。《纂要》一书，其行尤甚，凡丹溪长处皆为删去，大可恨也，即如疝证一门，首载云专主肝经，与肾绝无相干。而不知世所患者，皆由肾虚而致，肝乃肾之子，而前阴则肾之窍也。欲补其肝，能无顾其母乎。又世俗执肝无补法之说，逢一疝证，辄谓肝实，过用征伐，死者多矣。今《纂要》中全不载一补法，时师既无自悟之明，又无他书足考，焉得而不误也。按丹溪云：疝有挟虚者，脉不沉紧而豁大，当以参、术为主，疏导佐之，非补法乎。（《病机沙篆·卷下·疝》）

1. 肾虚

张仲景治寒疝腹中痛及胁痛里急者，当归生姜羊肉汤主之，《本草衍义》称其无不应验，岂非补肝之力与？余每治病甚气上冲

心，危急者，以八味丸投之立应，又补肾之一验也。（《病机沙篆·卷下·疝》）

2. 禁忌

疝因虚得，不宜骤补，先去其邪，然后补之，天台乌药散，乌药及良姜、青、槟、茴、木香、川楝，同巴炒，初起效如向；川楝散，川楝三十个，巴豆半同炒，菖蒲、青木香一两，共相捣，荔枝核廿枚，草薢五钱，加好麝少许，和盐汤二钱调，此治因感寒，故借巴豆炒，此惟初起者二方所宜，不可施于虚人。（《病机沙篆·卷下·疝》）

十、 脱肛

脱肛，有泻痢而脱者，有痔漏而脱者，属虚也，宜补而涩之，五棓子末敷之托入，如此五七次，不复脱；煎汤洗亦上。（《病机沙篆·卷下·后阴诸疾》）

1. 气虚

气虚下陷，用补中益气汤。（《病机沙篆·卷下·后阴诸疾》）

泻久脱出，补中益气加五味、诃子、莲肉煎服。（《病机沙篆·卷下·后阴诸疾》）

2. 血虚

大肠热者，四物汤加荆、防、芩、连。（《病机沙篆·卷下·后阴诸疾》）

十一、 脱发

【医案】

陈邃玄令郎，年十六岁，发尽脱落，脉数而大。余曰：肾之合骨也，其荣发也。多食甘则骨痛而发落，此《内经》之言也。及揣股髀间骨，果觉大痛。用还少丹（山药、牛膝、远志、山茱萸、茯苓、五味子、巴戟天、肉苁蓉、菖蒲、楮实、杜仲、茴香各一两，枸杞子、熟地黄各二两。久服令人悦颜，轻健不老。大补心肾脾胃，一切虚损；主治脾肾虚寒，饮食少思，发热盗汗，遗精白浊，真气亏损，肌体瘦弱等。编者注）加生地、当归作丸，日服一两。兼进清胃汤，半载而发出。（《里中医案·陈邃玄令郎脱发》）

编者注：患者年十六，脱发，脉数而大，此乃虚证，病位在肾，以还少丹温补脾肾，养心安神，又因"发为血之余"，加生地、当归作丸，服半载而发出。

十二、复视

【医案】

吏部少宰蒋恬庵，署礼部时患手足麻痹，目中睹一成两，服补血药不应，改服脾药、痰药，精神困倦。余诊得寸口脉大，两尺独涩。此心肾不交，水泛为痰之故也。乃取地黄丸料作煎剂，倍用泽泻、茯苓，入青盐少许。凡六剂而歧视遂收，乃兼进参芪安神之剂，一月而康复如常。（《删补颐生微论·卷之四·医案论第二十三》）

编者注：本案患者复视且手足麻痹，曾服补血药、化痰药及健脾药未能取效。李氏认为肾虚水泛为痰，目失所养，痰阻脉络，故仿赵献可用六味地黄丸治痰之法，以六味地黄丸合补心丹，补肾滋阴，梨水祛痰，六剂歧视遂收，一月麻痹释然。继服十全大补丸善其后，防止复发。

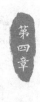

补虚方药论

第一节 补五脏方论

一、补肾方

六味地黄丸

【主治】治肾经不足，发热作渴，小便淋秘，气壅痰嗽，头目晕眩，眼花耳聋，咽燥舌痛，齿牙不固，腰膝痿软，自汗盗汗，诸血失音，水泛为痰，血虚烦躁，下部疮疡，足跟作痛等症。

【组成】熟地黄八两，酒煮杵膏　山茱萸酒润，去核　干山药炒，各四两　牡丹皮酒洗，微炒　白茯苓去皮，乳制　泽泻去毛，焙，各三两

【用法】上为末，炼蜜丸如桐子大。空心淡盐汤下。

【解析】肾者水脏也，水衰则龙雷之火无畏而亢上，故启玄曰：壮水之主，以制阳光。地黄味厚，为阴中之阴，主补肾填精，故以为君。山茱萸味酸归肝，乙癸同治之义，且肾主闭藏，而酸敛之性与之宜也。山药味甘归脾，安水之仇，故用为臣。丹皮亦入肝，其用主宣通，所以佐茱萸之涩也。茯苓亦入脾，其用主通利，所以佐山药之滞也。且色白属金能培肺部，又有虚则补母之义。至于泽泻有三功焉：一曰利小便以清相火；二曰行地黄之滞，引诸药速达肾经；三曰有补有泻，无喜攻增气之虞，故用为使。此方为益肾之圣药，而味薄者其功缓。盖用药者有四失也：一则地黄非怀庆则力浅；一则地黄非九蒸则不熟；一则疑地黄之滞而减之，则君主弱；一则恶泽泻之渗而减之，则使者微蹑。是四失

而顾咎药之无功，毋乃愚乎！（《删补颐生微论·卷之四·医方论第二十二》）

七味地黄丸（旧名加减八味丸）

【主治】治肾水不足，虚火上炎，发热作渴，口舌生疮，或牙龈溃烂，咽喉作痛，或形体憔悴，寝汗发热。

【组成】即六味丸加肉桂一两，去皮，忌火。

【解析】肾水不足，虚阳僭上，必用此方引火归原。夫五志之火，可以湿伏，可以直折；龙雷之火，惟当从其性而伏之。肉桂性热，与火同性，杂在下焦壮水药中，能引无根虚火降而归经。此方以类聚之义也。且肉桂之质在中半以下，故其性专走肾经，本乎地者，亲下之义也。况相火寄于甲乙之间，肝胆木旺则巽风动而烈火焰明。古人谓北方不可泻，泻肝即所以泻肾。本草曰木得桂而枯，乃伐肝之要药也。经曰热因热用，从治之妙法，正与从其性而伏之之义相合。或者畏其热而遗之，岂达造化升降之微乎。黄柏、知母治相火，仅可施于壮实。若虚火而误用之，则肾因泻而愈虚，愈虚而虚火愈炽矣。《素问》气增而胜，久用寒凉反从火化之说，独不闻乎？（《删补颐生微论·卷之四·医方论第二十二》）

八味地黄丸

【主治】治命门火衰，不能生土，以致脾胃虚寒，饮食少思，大便不实，脐腹疼痛，夜多溲溺，或阴盛格阳，内真寒而外假热等证。

【组成】即七味丸加熟附子一两。

【用法】如法详制。

【解析】肾有两枚，皆属于水。虽有左右之分，初无水火之别。考之《内经》昭然可晓，愚说已详见辨妄篇。《仙经》曰：两个一般无二样，中间一点是真精。又曰：两肾中间一点明。夫真精也，明也，即命门相火也。命门乃穴名，而其穴在两肾中间。盖一阳生于二阴之间，所以成乎坎，而象天之北也。经曰：少火生气。人无此火，生化之源或几乎息矣。非附子健悍，不足以嘘既槁之阳春。

王太仆曰：益火之源，以消阴翳。此方是也。（《删补颐生微论·卷之四·医方论第二十二》）

金匮肾气丸

【主治】治脾胃大虚，腰重脚重，小便不利，肚腹肿胀，四肢浮肿，喘急痰盛，已成蛊证，其效如神。

【组成】熟地黄四两　白茯苓三两　山茱萸去核　干山药炒　川牛膝酒炒　牡丹皮酒洗，炒　车前子炒　泽泻炒　肉桂去皮，各一两　附子制熟，五钱

【用法】上为末，炼蜜丸如桐子大。空心白汤下。

【解析】先哲谓土为万物之母，水为万物之源，身中所最重者。脾虚则土不能制水，肾虚则水不能安位，故逆行而泛滥于皮肤之间。因而攻逐，虚虚之祸，殆不可言。八味丸脾肾要药，佐以车前，泄太阴之水，佐以牛膝，开少阴之窍，故服之则小便如泉，而胀可遄已，又无损于真元之气也。（《删补颐生微论·卷之四·医方论第二十二》）

地黄饮子

【主治】治肾气虚弱，语言謇涩，足膝痿废。

【组成】熟地黄　巴戟去心　山茱萸　肉苁蓉去甲　附子炮　五味子　石斛　白茯苓　石菖蒲　远志去心　肉桂　麦门冬

【用法】上各一钱，入薄荷少许，姜三片，枣二枚，煎服。

【解析】肾之脉出然谷，循内踝上踹及股，故虚则足痿不能行。其直者挟舌本，故虚则舌謇不能言。地黄、巴戟、茱萸、苁蓉，精不足者，补之以味也。附子、官桂，阳不足者，温之以气也。远志、菖蒲，使心气下交也。麦冬、五味，壮水之上源也。茯苓、石斛，走水谷之府，化荣卫而润宗筋者也。不及肝者，肾肝同治也。诸脏各得其职，则筋骨强而机关利，謇涩痿废，失复何虞。（《删补颐生微论·卷之四·医方论第二十二》）

二、 补肺方

紫菀汤

【主治】治痨热久嗽，吐血吐痰。

【组成】紫菀_{洗净炒}　阿胶　蛤粉_{炒成珠}　知母_{炮去毛，忌铁}　贝母_{去心，各一钱}　桔梗_{去芦}　人参_{去芦}　茯苓_{去皮}　甘草_{各五分}　五味子_{十二粒，杵}

【用法】上水煎，食后服。

【解析】痨而久嗽，肺虚可知。即有热证，皆虚火也。海藏以保肺为君，故用紫菀、阿胶；以清火为臣，故用知母、贝母；以参、苓为佐者，扶土以生金；以甘、桔为使者，载药以入肺；五味子滋肾经不足之水，收肺家耗散之金，久嗽者所必收也。（《删补颐生微论·卷之四·医方论第二十二》）

三、 补心方

天王补心丹

【主治】主心血不足，神志不宁，津液枯竭，健忘怔忡，大便不利，口舌生疮等症。

【组成】人参_{去芦}　白茯苓_{去皮}　玄参_炒　丹参_炒　远志_{去木炒}　桔梗_{各五钱}　五味子_烘　当归身_{酒洗}　麦门冬_{去心}　天门冬_{去心}　柏子仁_炒　酸枣仁_{炒，各二两}　生地黄_{酒洗，四两}

【用法】上为末，炼蜜丸如椒目大。白滚汤下。

【解析】心者，神明之官也。忧愁思虑则伤心，神明受伤，则主不明而十二官危，故健忘怔忡。心主血，血燥则津枯，故大便不利。舌为心之外候，君火炎上，故生疮。是方以生地为君者，取其下入足少阴以滋水主，水盛可以伏火。况地黄为血分之要药，又能入手少阴也。枣仁、远志、柏仁，养心神者也。当归、丹参、玄参，生心血者也。二冬助其津液，五味收其耗散，参苓补其虚气。以桔梗为使者，欲载诸药入心，不使之速下耳。（《删补颐生微论·卷之四·医方论第二十二》）

四、 补脾方

不换金正气散

【主治】治脾气虚弱，寒邪相搏，痰停胸膈，寒热为疟。

【组成】厚朴姜制　藿香　半夏　苍术泔浸糠炒　陈皮各一钱　甘草炙，五分

【用法】上姜三片，枣一枚，水煎热服。

【解析】正气，指中气也。中气不和，水湿不行，则痰生为患。苍、朴、陈、甘，平胃散也，所以锄胃土之敦阜，而使之平也。佐以藿香，一身之滞气皆宜；助以半夏，满腹之痰涎尽化，俾正气得以转愉，邪气无繇乘袭，可贵孰甚焉。虽有黄金，吾不与易矣，故名。（《删补颐生微论·卷之四·医方论第二十二》）

参苓白术散

【主治】治脾胃虚弱，不进饮食，或泻或呕。

【组成】人参去芦　茯苓去皮　白术土炒　甘草炙　山药炒　扁豆去壳炒，各四两　砂仁炒去衣　桔梗炒去芦　薏苡仁炒　莲肉去衣及心，各二两

【用法】共为末，姜枣汤调服。

【解析】脾胃属土，土为万物之母，故东垣曰脾胃虚则百病生，然则调理中州，其首务也。脾悦甘，故用人参、甘草、苡仁；脾喜香，故用白术、茯苓；脾喜香，故用砂仁；心生脾，故用莲子治心；土恶水，故用山药治肾；桔梗入肺，能升能降，所以通天气于地道，而无否塞之忧也。（《删补颐生微论·卷之四·医方论第二十二》）

建中汤

【主治】主伤寒腹中急痛。

【组成】胶饴一升　甘草炙，一两　桂枝去皮，三两　芍药六两　大枣去核，十二枚　生姜切，三两

【用法】水七升，煮三升，去滓。纳胶饴，微火消解。温服一

升，日三服。呕家不用建中，以甜故也。

【解析】邪气入里，与正气搏则腹痛。太阳腹不痛，少阳有胸胁痛而无腹痛，阳明腹满痛，此为里实宜下之。三阴下痢而腹痛者，里寒也，宜温之。阳气传太阴而痛，其证有二：腹满便闭，按之痛者，实也，宜下之；肠鸣泄利而痛者，虚也，宜与建中汤。成氏曰：脾应中央，一有不调，则荣卫失所育，津液失所行，必以此汤温建中脏，故建中名焉。胶饴甘温，甘草甘平，脾欲缓，急食甘以缓之，故以饴为君，甘草为臣。桂枝辛热，辛散也，润也，荣卫不足，润而散之。芍药酸寒，酸收也，泄也。津液不逮，收而行之，是以桂杖、芍药为佐。生姜辛温，大枣甘温。胃者卫之源，脾者荣之本。《黄帝针经》曰：荣出中焦，卫出上焦是矣。卫为阳，益之必以辛；荣为阴，补之必以甘。辛甘相合，脾胃健而荣卫通，是以姜枣为使。(《删补颐生微论·卷之四·医方论第二十二》)

人参安胃汤

【主治】治脾胃虚热，呕吐或泄泻，不食。

【组成】人参一钱　黄芪二钱，炒　生甘草五分　炙甘草五分　白芍药七分　白茯苓四分　陈皮三分　黄连二分，炒

【用法】上水煎服。

【解析】脾胃虚伤，补中益气，或四君子、异功散可也。此独于甘温剂中，加芍药之酸寒，黄连之苦寒，盖因乍虚而内有燥热，故暂用以伐其标也。白术为补胃正药，何不用乎？此名安胃，与补胃不同，胃气纯虚，术为要品。今虽虚而有燥热，则胃不安也，故不用术者，惧其燥耳。以三钱之参、芪，投以二分之炒连，与世俗之肆用苦寒者，自有别也。(《删补颐生微论·卷之四·医方论第二十二》)

调中益气汤

【主治】治劳伤元气，肢体倦怠，脾肺虚弱，自汗盗汗，内热作渴等症。

【组成】黄芪一钱　人参　甘草炙　当归　白术各五分　白芍药　柴胡　升麻各三分　陈皮二分　五味子十五粒

【用法】水二盏，煎至一盏，去渣温服。

【解析】此方但于补中益气加白芍、五味而已。补中益气纯用甘温，但行春升之令，此加酸敛，兼持秋肃之权，气虚多汗，散而不收，如夏气之蒸溽也。金商一奏而炎歊如失矣。盖有升有降，能发能收，则天地交通，菀藁生遂。此东垣先生别行一路，以广补中之妙者乎。（《删补颐生微论·卷之四·医方论第二十二》）

五、补肝方

加味逍遥散

【主治】治血虚倦怠，发热口干，自汗盗汗，或月经不调，腹痛重坠，水道涩痛等症。

【组成】当归酒拌　白芍药酒炒　白茯苓去皮　白术土炒　柴胡各一钱　甘草炙　牡丹皮便炒　栀子姜汁炒黑，各五分

【用法】上水煎服。去丹皮、栀子，即逍遥散原方。

【解析】藏血者肝也，一有拂逆，则将军之官谋虑不决，而血海为之动摇。经曰暴怒伤阴，散为血虚诸证，妇人尤甚。此以白术、茯苓固其脾，恐木旺则土衰，经所谓不治已病，治未病之法也。经曰肝苦急，急食甘以缓之，故用甘草。经曰以辛散之，故用当归。经曰以酸泻之，故用芍药。柴胡气凉，散其怒火。山栀味苦，抑其下行。丹皮和血通经，所以导血中之气而无壅塞之虞。繇是而察其平肝补血之法，可谓婉而至矣。（《删补颐生微论·卷之四·医方论第二十二》）

六、补脾肾方

还少丹

【主治】治脾肾虚寒，饮食少思，发热盗汗，遗精白浊，真气亏损，机体瘦弱等症。

【组成】肉苁蓉　远志　茴香　巴戟　山茱萸　干山药　枸杞

熟地黄　石菖蒲　牛膝　杜仲　楮实　五味子　白茯苓

【用法】上等份。各另为末，和匀，用枣肉百枚，并炼蜜丸桐子大。每服五七十丸，空心温酒或盐汤下，日三服。

【解析】脾为后天根本，肾为先天根本，二本固则老可还少，二本伤则少有老态。苁蓉、地黄、枸杞，味之厚者也。精不足者，补之以味也。茴香、巴戟、杜仲，性之温者也。阳不足者，益之以温也。远志、菖蒲，辛以润之也。山茱萸、五味子，酸入东方，是肾肝同治也。牛膝、杜仲，直达少阴。山药、茯苓，兼通脾土。此本肾药，肾足则少火熏蒸脾胃，赖以健运矣。久服则筋骨强，机关利，精力充，颜色变，命曰还少，不亦可乎？（《删补颐生微论·卷之四·医方论第二十二》）

四神丸

【主治】治脾肾俱虚，子夜作泻，不思食，不化食。

【组成】肉豆蔻二两，生用　补骨脂四两，炒　五味子三两　吴茱萸五钱，盐汤泡过

【用法】上为末，红枣四十九枚，生姜四两切，用水煮枣熟，去姜，取枣肉，和药为丸，如桐子大。空心盐汤下。

【解析】脾主水谷，又主上升，虚则不能消磨水谷而反行下降。肾主二便，又主闭藏，虚则不能禁固二便而反为渗泄。夫肾水受时于子，弱土不能禁制，故子后每泻也。肉豆蔻之辛温可固滑而益脾，吴茱萸之辛温可散邪而补土，五味子酸咸可入肾而收敛，补骨脂辛温可固本而益元。土受温补则燥能制水，水受温补则力能闭藏，子后之泻，从可瘳矣。（《删补颐生微论·卷之四·医方论第二十二》）

七、补心脾方

归脾汤

【主治】治思虑伤脾，不能摄血，或健忘怔忡，惊悸盗汗，寤而不寐，或心脾作痛，嗜卧少食，大便不调。或肢体重痛，月经不调，赤白带下等。

【组成】人参去芦　白术土炒　茯苓去皮　龙眼肉去核　酸枣仁炒，各二钱　远志去木　当归身各一钱　木香生用　甘草炙，各五分　黄芪炙，一钱五分

【用法】上姜三片，水煎服。

【解析】心藏神而主血，脾藏意而统血，思虑则两脏受伤而血不归经，心血不足，故健忘怔忡，惊悸不寐。脾血不足，故嗜卧少食，体重便病。过甚则气郁而心脾作痛，在女则带下而月经不调，治以金石，肠胃伤而真元不复。治以寒凉，气血损而病本日深。兹取参、苓、芪、术、炙草，甘温可以补脾，龙眼、枣仁、归身、远志，濡润可以养心。佐以木香者，盖思虑所伤，三焦气阻，借其宣扬，则气和而血和，且平肝可以实脾，血之散于外者，悉归中州而听太阴所摄矣，故命之曰归脾汤。(《删补颐生微论·卷之四·医方论第二十二》)

第二节　补气血方

一、补气方

补中益气汤

【主治】治劳倦伤脾，中气不足，懒于言事，恶食溏泄，或身热而烦，或气高而喘，或头痛恶寒自汗，或气虚不能摄血，脉洪大无力，或微细软弱，或疟痢等症。因脾虚久不能愈，或虚人感冒风寒，不胜发表者，宜以此代之。

【组成】黄芪一钱五分，炙　人参去芦　甘草炙　归身酒拌　白术土炒，各一钱　陈皮去白，五分　升麻　柴胡各三分

【用法】上姜三片，枣二枚，水煎服。

【解析】东垣自评曰：劳倦伤脾，心火乘土而肺金受邪，脾胃一虚，肺气先绝，故多用黄芪以益皮毛而闭腠理。上喘气短，人参以补之。心火乘脾，炙草之甘以泻火而补胃中元气。白术甘温，除胃中热，利腰脐间血。胃中清气在下，必升、柴以引之。气乱于胸

中，为清浊相干，用陈皮以理之。脾胃气虚，为阴火伤其生发之气，血中伏火，日渐煎熬，则心乱而烦，加辛甘微温之剂以生阳气，阳生则阴长。经曰：劳者温之。盖温能除大热，大忌苦寒之药泻胃土耳。愚按：脾为坤土以应地气，地气升而发陈之令布，地气降而肃杀之令行，劳倦伤脾，土虚下陷。经曰：交通不表，名木多死，白露不下，菀槁不荣。此言肃杀成否之象，人应之则变症百出，未央绝灭。东垣先生深达造化，故立温和之剂。温和者，春气之应，养生之道也。且以升麻提脾之右陷者，从右而升，柴胡提肝之左陷者，从左而升，地既上升，天必下降，二气交通，乃成雨露。此气行而生气不竭矣。治劳伤者，不当如是耶。（《删补颐生微论·卷之四·医方论第二十二》）

六君子汤

【主治】治气虚脾弱，食少痰多。

【组成】即四君子加半夏_{制熟}、陈皮_{各二钱}。

【用法】上姜三片，枣肉二枚，水煎服。

【解析】半夏燥湿，治痰之本。陈皮利气，泄痰之标。标本既得，攻补互行，补而不滞，攻而不峻，故曰六君子。经曰：壮者气行则愈，怯者着而为病。六君子者，庶几壮其气矣。气壮则升降自如，精以奉上，浊以归下，谁复有物停留，以着其焦腑者乎。加香附、藿香、砂仁，名香砂六君子汤，其用稍峻矣。（《删补颐生微论·卷之四·医方论第二十二》）

清燥汤

【主治】治元气不足，湿热乘之，遍身酸痛，或肺受火邪，肾无所养，小便赤少，大便不调，腰腿痿软，口干作渴，体重麻木，头目晕眩，饮食少思，自汗盗汗，肢体倦怠，胸满气促。

【组成】黄芪_{一钱五分}　五味子_{九粒}　黄连_炒　神曲_炒　猪苓　柴胡　甘草_{炙，各二分}　苍术　白术_炒　麦门冬_{去心}　陈皮　生地黄　泽泻　白茯苓_{去皮}　人参_{去芦}　当归　升麻_{各三分}　黄柏_{酒拌，一分}

【用法】上水煎服。

【解析】金者水之母也，气者水之源也。肺被火伤，真气不足，绝寒水生化之源，则水液衰涸，金燥转增而诸症作矣。黄芪甘温，益元气而实皮毛，用以为君。人参、茯苓、麦冬、五味，扶其不胜之金；地黄、当归、黄柏、泽泻，救其衰微之水；二术补金宫之母；升、柴法春令之升；黄连、神曲、陈皮、甘草、猪苓，渗中州之湿热，亦顾母救子之法也。湿去热清，燥金获润，则水出高源，何疾不瘳哉。（《删补颐生微论·卷之四·医方论第二十二》）

四君子汤

【主治】治一切气虚，脾胃孱弱，面色枯白，言语轻微，四肢无力，脉来细软。

【组成】人参去芦　白术土炒　茯苓各二钱去皮　甘草一钱炙

【用法】上姜三片，枣肉二枚，水煎服。

【解析】吴氏曰：面色枯白，望之而知其气虚；言语轻微，闻之而知其气虚；四肢无力，问之而知其气虚；脉来细软，切之而知其气虚。是方以人参补五脏之元气，白术补五脏之母气，茯苓致五脏之清气，甘草调五脏之乖气。四药皆甘温，甘得中之味，温得中之气，犹之不偏不倚之君子也。愚按：君子以阳明胜，展布德泽，以行春和之令，南风解愠，为国家培元气者也。经曰气主煦之，此方有焉。（《删补颐生微论·卷之四·医方论第二十二》）

玉屏风散

【主治】主气虚表弱，自汗不已，易感风寒。

【组成】黄芪炙　防风各一两　白术二两，土炒

【用法】共为末。每服三钱，白汤下。

【解析】卫气虚薄，则玄府不闭，阳不能固，自汗乃出。黄芪甘温，专充肉分，是以为君。防风入肺，贯彻皮毛，故东垣曰黄芪得防风而功愈大，是以为臣。白术甘温入脾，脾主肌肉，故以为

佐。以其善补卫外，足为吾身之倚庇，故玉屏风之名立焉。(《删补颐生微论·卷之四·医方论第二十二》)

二、 补血方

四物汤

【主治】治一切血虚，日晡发热。

【组成】当归酒炒　熟地黄各三钱　白芍药二钱　川芎一钱五分

【用法】上水煎服。

【解析】丹溪曰：难成而易亏者，阴血也，不足则生热。经曰：血主濡之。四物皆濡润之品，故为血分主药。地黄甘温，走北方以沃血之源。当归辛温，入心脾而壮主血摄血之本。芍药酸寒，入肝家而敛疏泄之血海。川芎阴中之阳，可上可下，通入足三阴而行血中之气。吴氏曰：失血太多者，禁勿与之。四物皆阴，阴者天地闭塞之令，非所以生万物者也。(《删补颐生微论·卷之四·医方论第二十二》)

三、 补气血方

当归补血汤

【主治】治气血虚热，面赤烦渴，脉大而虚。

【组成】黄芪炙，一两　当归酒洗，二钱

【用法】上水煎，空心服之。

【解析】东垣曰：经云脉虚血虚，又云血虚发热，此多得于饥饱劳役，证类白虎，惟脉不长实为辨耳。误服白虎汤必死。愚按：阴阳对待，一胜则一负，阴既不足，阳必有余，故热而渴也。黄芪乃甘温补气之剂，此本血虚，何反用之为君耶？经曰：治病必求于本。又曰：阳生阴长。故血虚补气，治其本也。佐以当归之润，正与阴血相投，二物并行，则上下表里无处不到，故名补血汤。(《删补颐生微论·卷之四·医方论第二十二》)

八珍汤

【主治】治气血俱虚，恶寒发热，烦躁作渴，大便不实，饮食不进，小腹胀痛，眩晕昏愦等症。

【组成】四物汤、四君子汤。

【用法】取二汤合用，姜三片，枣肉二枚，水煎服。

【解析】气为卫属阳，血为营属阴，此人身中之两仪也。纯用四物，则独阴不长；纯用四君子，则孤阳不生。二方合用，则气血有调和之益，而阴阳无偏胜之虞矣。经曰：气血正平，长有天命。斯方也，其庶几焉！（《删补颐生微论·卷之四·医方论第二十二》）

大黄䗪虫丸

【主治】治五劳七伤，内有干血，肌肤甲错，两目黯黑。

【组成】大黄十两　酒蒸黄芩二两，炒　甘草三两　桃仁去皮尖炒　杏仁去皮尖炒　芍药各四两　炒干地黄十两　干漆一两，炒　虻虫一两五钱，去翅足炒　水蛭百枚炙黄　蛴螬一两五钱，炒　䗪虫一两，去头足炒

【用法】上为末，蜜丸如小豆大。酒服五丸，日三服。

【解析】劳伤之证，未有无瘀血者也。瘀之日久，则发而为热，热涸其液，则干黏于经络之间，愈干愈热，愈热愈干，而新血皆损。人之充养百骸，光华润泽者，止借此血，血伤则无以沃其肤，故甲错也。目得血而能视，营气不贯于空窍，故黯黑也。仲景圣于医者，洞见此证，补之不可，凉之无益，而立此方。经曰：血主濡之。故以地黄为君。经曰：坚者削之。故以大黄为臣。统血者，脾也。经曰：脾欲缓，急食甘以缓之。又曰：酸苦涌泄为阴。故以甘草、桃、杏、芍药为佐。经曰：咸走血。苦胜血，故以干漆之苦、四虫之咸为使。吴氏曰：浊阴不降，则清阳不升；瘀血不去，则新血不生。今人一遇劳证，便用滋阴，服而不效，坐以待毙。呜呼，术岂止此邪？（《删补颐生微论·卷之四·医方论第二十二》）

人参养荣汤

【主治】治脾肺气虚，发热恶寒，面黄肌瘦，倦怠短气，食少作泻。

【组成】白芍药一钱五分，酒炒　人参去芦　陈皮　黄芪蜜炙　桂心　当归酒炒　白术土炒　甘草炙，各一钱　熟地黄姜汁炒　茯苓去皮，

各七分半　五味子炒杵　远志去木, 各五分

【用法】上姜三片, 枣肉二枚, 水煎服。

【解析】阳春至而物荣, 肃杀行而物槁, 脾为坤土, 肺属干金。经曰脾气散精, 上输于肺, 地气上升也。肺主治节, 通调水道, 下输膀胱, 天气下降也, 于象为泰。脾肺气虚, 则上下不交, 阴阳否隔, 故面黄肌瘦, 亦犹天物之槁也。人参、五味温其肺; 芪、术、甘、苓温其脾, 陈皮、芍药温其肝; 地黄、桂心温其肾; 当归、远志温其心。温者, 阳春之气也。春气行, 而一身之中有不欣欣向荣者乎? 故曰养荣汤。薛立斋曰: 气血虚而变现诸症, 莫能名状, 勿论其病, 勿论其脉, 但用此汤, 诸症悉退, 可谓有回春之识矣。(《删补颐生微论·卷之四·医方论第二十二》)

十全大补汤

【主治】治劳伤困倦, 虚证蜂起, 发热作渴, 喉痛舌裂, 心神昏乱, 眩晕眼花, 寤而不寐, 食而不化。

【组成】人参二钱, 去芦　茯苓一钱, 去皮　白术二钱, 土炒　甘草八分, 炙　当归一钱五分　熟地黄二钱, 酒炒　白芍药八分, 炙　川芎八分　肉桂五分, 去皮　黄芪三钱, 蜜炙

【用法】水煎服。

【解析】丹溪曰: 实火可泻, 芩连之属。虚火可补, 参芪之属。凡人根本受伤, 虚火游行, 泄越于外, 若误攻其热, 变成危证, 多致难救。此方以四物补血, 四君子补气, 佐以黄芪充实膝理, 加以肉桂导火归源。薛立斋曰: 饮食劳倦, 五脏亏损, 一切热证, 皆是无根虚火, 但服此汤固其根本, 诸症悉退。《金匮玉函》曰: 虚者十补, 勿一泻之。此方是也。(《删补颐生微论·卷之四·医方论第二十二》)

四、补气阴方

生脉散

【主治】治热伤元气, 气短倦息, 口干出汗。

【组成】人参去芦, 五钱　五味子杵　麦门冬去心, 各三钱

【用法】上水煎服。

【解析】火气赫曦，则金为所制而绝寒水生化之源，故气短倦怠出汗者，皆手太阴本经症也。人参补气为君，所谓损其肺者益其气也；五味子酸敛，收肺家耗散之金；麦门冬甘寒，濡肺经燥枯之液。三者皆扶其不胜，使火邪不能为害也。司天属火之年，时令湿热之际，尤为要紧。（《删补颐生微论·卷之四·医方论第二十二》）

清暑益气汤

【主治】治湿热困倦，脚满气促，肢节疼痛，或小便黄数，大便溏滑，或疟痢等症。

【组成】人参去芦　白术土炒　陈皮去白　神曲炒　泽泻各五分　黄芪炙　苍术制　升麻各一钱　甘草　干葛各三分　五味子九粒，杵

【用法】上水煎服。

【解析】热伤元气，清浊不分，经曰：清气在下，则生飧泄；浊气在上，则生腹胀。故见症如前。黄芪、二术为元气之保障，人参、五味为治节之藩篱，升麻、干葛引清气上升，神曲、泽泻分浊气下降。根本充实，清浊不淆，虽有湿热之邪，无所容矣，故曰清暑益气汤。（《删补颐生微论·卷之四·医方论第二十二》）

第三节　补阴阳方

一、　补阴方

百合固金汤

【主治】治肺伤咽痛，喘咳痰血。

【组成】百合去心，一钱　麦门冬去心，一钱五分　细甘草生用，一钱　芍药一钱，炒　怀生地二钱　怀熟地三钱　黑玄参去芦，八分　桔梗去芦，八分　贝母去心，一钱二分　当归一钱五分

【用法】上水煎服。

【解析】元阴不足则肾先绝，水不制火，愈烁其阴，熟地黄大

补五脏之阴，故用为君；生地黄滋阴退热，百合保肺安神，归、芍补血，门冬润燥，玄参壮水之主，贝母祛肺之痰；细甘草生用，能清神中之火，可代黄柏、知母；桔梗载诸药于至高，以成固金之功。赵羲峰：此方不欲以苦寒伤生发之气，故以甘寒主之，殊有卓见。愚谓阴虚则足太阴必虚，而金位无母，姑用此方。清金之后，亟宜顾其母气，方为至治。若专事于肺而不取化源，则不惟土气难强，即金气亦终不可足也。滋阴者，其详审之。（《删补颐生微论·卷之四·医方论第二十二》）

当归六黄汤

【主治】治盗汗发热，火实阴虚。

【组成】黄芪二钱　当归　生地黄　熟地黄各一钱　黄芩　黄连　黄柏各五分

【用法】上水煎服。

【解析】盗汗者，乘人之睡而出，有如盗也。阴虚而睡，则卫外之阳乘虚陷入阴中，表液失其固卫，故濈濈然汗出。觉则阳气用事，卫气复出于表，汗即止矣。当归、地黄，滋阴之药也。芩、连、黄柏，降火之药也。盗汗之余，腠理不固，故以黄芪补表。愚谓既曰阴虚，则元气有降而无升，肃杀之气方深而复用肃杀之剂，毋乃犯虚虚之戒乎。惟火实气强者，不得已而暂用之。不然寒凉损胃，祸弥深耳。（《删补颐生微论·卷之四·医方论第二十二》）

虎潜丸

【主治】治肾阴不足，筋骨痿软，不能步履。

【组成】黄柏盐酒炒　知母盐酒炒　熟地黄杵膏，各三两　虎胫骨一两，酥炙　锁阳　当归各一两五钱　陈皮去白　白芍药酒炒　牛膝各二两　龟甲四两，酥炙

【用法】上为末，煮羯羊肉捣为丸，如桐子大。淡盐汤下。

【解析】人之一身，阴气在下，阴不足则肾虚，肾主骨，故艰于步履。龟属北方，得天地之阴气最厚，故用以为君。虎属西方，得天

地之阴气最强，故用以为臣。独取胫骨，从类之义也。用此二物者，古人所谓草木之药性偏难效，气血之属，异类有情也。黄柏、知母所以去骨中之热也；地黄、归、芍所以滋下部之阴。阴虚则阳气泄越而上，故加锁阳以禁其上行。加陈皮以导其下降。精不足者，补之以味，故用羊肉为丸。命曰虎潜者，虎，阴也，潜，藏也，欲其封闭气血而退藏于密也。（《删补颐生微论·卷之四·医方论第二十二》）

竹叶黄芪汤

【主治】 治胃虚火盛而作渴。

【组成】 竹叶二钱　黄芪　生地黄　麦门冬　当归　川芎　甘草　黄芩炒　石膏煅　芍药　人参各一钱

【用法】 上水煎服。

【解析】 夫胃气大虚，苦寒、甘寒皆在禁例。此云胃虚者，其人居恒胃虚，而又为火邪迫之，则水精不能上输，乃为烦渴。是非中暑之余殃，即是伤寒之遗害。以竹叶清心用为主剂；石膏、甘草直入阳明而涤热；黄芩、麦冬直入太阴以清燥。火甚则血液不荣，用地黄、芎、归润泽之品者，血主濡之也。胃虚则气道不充，用人参、黄芪甘温之品者，气主煦之也。芍药泻东方，安胃土之仇雠也。心肺俱清，肝脾俱治，则水精四布，五经并行，何烦渴之不瘳哉！（《删补颐生微论·卷之四·医方论第二十二》）

二、补阳方

班龙丸

【主治】 治诸虚百损，髓竭精枯，殊有奇效。歌曰：尾闾不禁沧海竭，九转灵丹都漫说，惟有班龙顶上珠，能补玉堂关下穴。

【组成】 鹿茸酒炙　鹿角胶炒成珠　鹿角霜　阳起石煅红酒淬　肉苁蓉酒浸，去甲　酸枣仁炒　柏子仁炒　黄芪酒炙，各一两　当归酒炒　黑附子炮　熟地黄杵膏，各八钱　辰砂五钱

【用法】 上为细末，酒糊丸如桐子大。空心酒送下。

【解析】 肾气虚，则督脉伤而精竭。鹿性热而淫，得夭地之阳

气最全。故以鼻向尾能通督脉，足于精者也。茸、胶、霜三物同用，盖以阳气在头，取其全耳。阳起、苁蓉、附子，取其直入少阴。酸枣、柏子、辰砂，皆安神之品。《仙经》曰：神足则气旺，气旺则精生也。黄芪、当归和上下之气血。酒糊为丸，通表里之隧道，且助添药势，令诸品无微不达。命曰班龙者，龙配东方，属木为阳，且取其雄矫。此方为健阳而设，故以名之。如真阴下损，元阳上乘者，不宜轻投，反济其火。(《删补颐生微论·卷之四·医方论第二十二》)

附子理中汤

【主治】治脾胃虚寒，饮食不化，或手足厥冷，肠鸣切痛，或痰气不利，口舌生疮；或呕逆吐泻等证。去附子，即名人参理中汤。

【组成】人参去芦　白术土炒　干姜炮　甘草炙　附子制熟，各等份

【用法】上每服八钱，水煎服。

【解析】人有元阳，命曰真火，受气于甲乙，听命于天君者也。此火一衰，则不能生土，而资生之本大虚。今以附子回少火，干姜暖中州，而参、术、甘草为之补气属阳，气旺则火足，而脾土自能健运。经曰：气主煦之。又曰：寒淫所胜，平以辛热。即补火之说也。夫心上肾下，肝左肺右，而脾独居中，中气空虚，四脏不能相生，因而不平，得此方以理之，则万物之母安而四脏皆平矣，故曰理中汤。去参、术，即名四逆汤，为四肢厥逆者设也。(《删补颐生微论·卷之四·医方论第二十二》)

霹雳散

【主治】治阴盛隔阳，身热脉浮，烦躁欲水。

【组成】附子一只，炮

【用法】用冷灰埋之，取出细研，入真腊茶一钱同研，分二服。每服水一盏，煎六分，入蜜一匙，冷服。

【解析】阴寒太盛，格阳于外，此即内真寒而外假热也。无根之虚阳在外，故脉浮而大，按之如无，非表邪也。烦燥者，阴寒发

躁，水极似火之象。欲水者，欲坐井中，为外有虚热故也。此寒极反见胜己之化，譬如冬月严寒，水泉冰坚，坚为阳象，反于极寒乃见也。若误以为热，轻与寒凉，须臾之顷，便入幽泉矣。可不谨诸？方名霹雳者，即所谓一声雷破腊，万象尽回春之义也。（《删补颐生微论·卷之四·医方论第二十二》）

四逆汤

【主治】治阴证脉沉身痛，太阴自利不渴。

【组成】附子三钱　甘草　干姜各一钱五分

【用法】水盅半，煎八分服。

【解析】脾为太阴而主四肢，四肢厥冷，繇于真火无光，无气以布也。寒伤营卫则身痛，幽门气衰则不禁，有水无火，故不渴。非附子斩关之将，将有噬脐之悔矣。得干姜则达中州，贯至高而阳气可回耳。偏于燥热，恐有喜攻之害，甘草以缓之，赫曦转为青帝矣。（《删补颐生微论·卷之四·医方论第二十二》）

第四节　膏方

一、补脾方

参术膏

【主治】治虚劳之人脾胃亏损，或胀或泻。

【组成】人参去芦　白术土炒，各八两　薏苡仁四两，炒　莲肉三两，去皮及心　黄芪二两，蜜炙　茯苓二两，去皮　神曲一两，炒　泽泻炒　甘草炙，各三钱

【用法】水二斗，熬一斗，去滓，再熬成膏。

【解析】经曰：清气在下，则生飧泄；浊气在上，则生䐜胀。此皆土虚，并金亦薄，遂失其升降之常耳。经曰：脾欲缓，急食甘以缓之，以苦泄之。白术苦甘，是以为君。东垣曰脾胃虚则气不足。人参甘温补气，是以为臣。气不足者，肉分不充，

故佐以黄芪；土虚则不能生金，故佐以苡仁；虚则补其母，故佐以莲子；土恶湿，虚则水寡于畏，故佐以茯苓、泽泻；土虚则不善散精输肺，故佐以神曲；通五方之气于太阴，和诸药之性而无忤者，甘草为使之力也。（《删补颐生微论·卷之四·医方论第二十二》）

白术膏

【主治】补胃健脾，和中进食。

【组成】白术十斤，取于潜出者。先盘粥汤待冷，浸一宿，刮去皮，净切片，用山黄土蒸之，晒干，再以米粉蒸之，晒干听用。

【用法】上用水百碗，桑柴火煎取三十碗，加白蜜二斤，熬成膏。每服一酒杯，淡姜汤点服。

【解析】太阴主生化之元，其性喜燥，其味喜甘，其气喜温，白术备此三者，故为中宫要药。配以白蜜和其燥也，且甘味重则归脾速。陶氏颂云：绿叶抽条，紫花标色，百邪外御，六腑内充。木荣火谢，尽采撷之难；启旦移申，穷淋漉之剂。味重金浆，芳逾玉液。夫岂无故而得此隆誉哉！（《删补颐生微论·卷之四·医方论第二十二》）

二、 补肾方

五味子膏

【主治】治梦遗精滑及火嗽，极效。

【组成】北五味子一斤，水浸一宿，去核，入砂锅煎之，去渣，入蜜三斤，共熬成膏，须微火为妙

【用法】上每服二三匙，空心白汤下。

【解析】北方之令主闭藏，神气虚怯，则不能收固。五味子味酸，酸者束而收敛，能固耗散之精，有金水相生之妙。况酸味正入厥阴，厥阴偏喜疏泄，乃围魏救赵之法也。一物单行，功专力锐，更无监制，故为效神速。不可多服，久服必有偏胜之患。（《删补颐生微论·卷之四·医方论第二十二》）

三、 补肺肾方

人参固本膏

【主治】治肾虚肺热，喘嗽烦渴。

【组成】人参二两　天门冬去心　麦门冬去心　生地黄酒洗　熟地黄各四两

【用法】上以二冬二地熬成膏，以人参细末和匀，时时挑少许置口中噙化。

【解析】天一生水，故肾为万物之元，人身之本。自伐其元，则本不固而劳热作矣。热则火刑金而喘嗽生焉。取二地以补肾为君，精不足者，补之以味也。取二冬以保肺为臣，虚则补其母也。火刑金而肺气衰，非人参莫可救援，东垣所谓无阳则阴无以生也。倘泥肺热伤肺之说，则孤阴不长，不几于坐而待毙耶。（《删补颐生微论·卷之四·医方论第二十二》）

四、 补阴血方

地黄膏

【主治】主滋阴降火，养血清肝。

【组成】生地黄一斤，酒洗　当归身三两，酒洗　白芍药一两五钱，炒　甘枸杞六钱　牡丹皮二钱，便炒　知母盐酒多炒　地骨皮炒　人参去芦　甘草各五钱

【用法】水二斗，煎一斗，去滓，熬炼成膏。

【解析】夫阴虚者，未有不火动。苦寒直泄之药，惟病端初起，元气未虚，势方蕴隆，脉鼓而数者，暂取治标，稍久涉虚，便不可服。王太仆曰：治热未已，而中寒更起，且足太阴伤而绝肺金孕育之原矣。兹以地黄为君，知母为臣，壮天一之水，以制丙丁，不与之直争也。当归、芍药以沃厥阴，肾肝同治之法也。水衰则火旺，是以二皮为钤制；火盛则金衰，是以二冬为屏障。人参、莲子补金位之母，甘草生用，所以奉令承使，奔走赞成者也。若火势既平，而中宫虚弱者，亟进参术膏以壮仓廪之官。（《删补颐生微论·卷之四·医方论第二十二》）

五、 补气阴方

琼玉膏

【主治】治虚劳干咳。

【组成】生地黄四斤　白茯苓十三两　白蜜二斤　人参六两

【用法】上以地黄汁同蜜熬沸，搅匀，用绢滤过，将参、苓为细末，和匀前汁，入磁瓶。用绵纸十数层，加着封札瓶口，入砂锅内，以长流水煮没瓶颈，用桑柴火煮三昼夜。取出，换油纸扎口，以蜡封固，悬井中一日。取起仍煮半日，白汤点服。

【解析】干咳者，有声无痰，火来乘金，金极而鸣也。此本元之病，非悠游渐渍，难责成功。若误用苦寒，只伤脾土，金反无母，故丹溪以地黄为君，令水盛则火自息也。损其肺者，益其气，故用人参以鼓生发之元。虚则补其母，故用茯苓以培万物之本。白蜜为百花之精，味甘归脾，性润悦肺，且缓燥急之火。四者皆温良和厚之品，诚堪宝重。郭机曰：起吾沉瘵，珍赛琼瑶，故有琼玉之名，示人知所珍也。（《删补颐生微论·卷之四·医方论第二十二》）

六、 补阴阳方

龟鹿二仙胶

【主治】大补精髓，益气养神。

【组成】鹿角血取者，十斤　龟甲自败者，五斤　枸杞子甘州者，三十两　人参清河者去芦，十五两

【用法】上用铅坛如法熬胶。初服酒化一钱五分，渐加至三钱，空心下。

【解析】人有三奇，精、气、神，生生之本也。精伤无以生气，气伤无以生神，故曰天一生水，水为万物之元。精不足者，补之以味，故鹿角为君，龟甲为臣。鹿得天地之阳气最全，善通督脉，足于精者，故能多淫而寿。龟得天地之阴气最厚，善通任脉，足于气者，故能伏息而寿。二物气血之属，又得造化之玄微，异类有情，

竹破竹补之法也。人参为阳,补气中之怯;枸杞为阴,清神中之火,故以为佐。是方也,一阴一阳,无偏攻之忧,入气入血,有和平之美。繇是精生而气旺,气旺而神昌,庶几享龟鹿之年矣,故曰二仙。(《删补颐生微论·卷之四·医方论第二十二》)

第五节 常用补虚中药

人参

人参,味甘,微温,无毒,入肺、脾二经,茯苓为使,恶卤咸,反藜芦,畏五灵脂。去芦用。其色黄中带白,大而肥润者佳。补气安神,除邪益智。疗心腹寒痛,除胸胁逆满,止消渴,破坚积,气壮而胃自开,气和而食自化。

人参得阳和之气,能回元气于垂亡,气足则神安,正旺则邪去。益智者,心气强,则善思而多智也。真气虚者,中虚而痛,胸满而逆,阳春一至,寒转为温,否转为泰矣。气入金家,金为水母,渴借以止矣。破积消食者,脾得乾健之运耳。

按:人参状类人形,功魁群草,第亦有不宜用者,世之录其长者,遂忘其短,摘其瑕者,并弃其瑜。或当用而后时,或非宜而妄设,不蒙其利,只见其害,遂使良药见疑于世,粗工互腾其口,良可憾也。

人参能理一切虚证,气虚者固无论矣,血虚者亦不可缺。无阳则阴无以生,血脱者补气,自古记之。所谓肺热还伤肺者,肺脉洪实,火气内逆,血热妄行,气尚未虚,不可骤用。痧疹初发,身虽热而斑点未形,伤寒始作,症未定而邪热方炽,若误投之,鲜克免者。多用则宣通,少用反壅滞。(《医宗必读·卷之三·本草征要上·草部·人参》)

人参,味甘,性微温。无毒。入肺、脾二经。茯苓为使,恶卤咸,反藜芦,畏五灵脂。白中微黄,大而肥实者佳。去芦用。补气安神,除邪益智,消食开胃,止渴除烦,疗肠胃冷,止心腹痛。善理劳伤,最清虚火。

　　按：人参味甘，合五行之正，性温得四气之和。虚人服之，譬如阳春一至，万物发生。昔贤嘉其功魁群草，良非虚语。虚劳赖之，如饥渴之饮食。惜乎王节斋泥好古肺热伤肺之说，妄谓参能助火，阴虚忌服。自斯言一出，印定后人眼目。凡遇劳证，概不敢用。病家亦以此说横于胸中，甘受苦寒，至死不悟。岂非一言而伤天地之和哉！洁古谓其泻心、肺、脾、胃中火邪。东垣谓其血脱补气，阳生阴长之理。丹溪谓其虚火可补，参、芪之属。且言阴虚潮热，喘嗽吐血，四物加人参，或用琼玉膏，甚则独参汤主之。古今治劳，莫妙于葛可久，用参之剂，十有六七。由是则古之神良，未尝不以人参治阴伤，而世医为节斋所误，牢不可破。殊不知虚劳吐血，古人屡言其受补者可治，不受补者不治。故不服参者，不能愈。服参而不受补者，必不能愈。敢陈臆见，俟正于后之君子。若血证骤起，肺脉独实，胀证骤成，九候坚强，痧疹初发，斑点未彰，伤寒始作，热邪昌炽，惟兹数者，不可轻投也。（《删补颐生微论·卷之三·药性论第二十一·草部·人参》）

　　职专补气，而肺为主气之脏，故独入肺经也。肺家气旺，则心、脾、肝、肾四脏之气皆旺，故补益之功独魁群草。凡人元气虚衰，譬如令际严冬，黯然肃杀，必阳春布德而后万物发生。人参气味温和，合天地春生之德，故能回元气于无何有之乡。王海藏（指金元著名医家王好古，著《阴证略例》。编者注）云：肺寒可服，肺热伤肺。犹为近理。至王节斋（指明代著名医家王纶，著《明医杂著》。编者注）谓参能助火，虚劳禁服。自斯言一出，印定后人眼目，遂使畏参如鳖，而病者亦泥是说，甘受苦寒，至死不悟，良可叹也。独不闻东垣云：人参补元气，生阴血，而泻虚火。仲景又云：亡血虚家，并以人参为主；丹溪于阴虚之证，必加人参。彼三公者，诚有见于无阳则阴无以生，气旺则阴血自长也。愚谓肺家本经有火，右手独见实脉者，不可骤用。即不得已用之，必须咸水焙过，秋石更良。盖咸能润下，且参畏卤咸故也。若夫肾水不足，虚火上炎乃刑金之火，正当以人参救肺，何忌之有？元素（指金代著名医家张元素，著《医学启源》等。编者注）云：人参得升麻，补上焦之气，泻肺中之火；得茯苓，补下焦之气，泻肾中之火。凡用必去芦净，芦能耗气，又能发吐也。李言闻曰：东垣交泰丸用人参、皂荚，是恶而不恶也。古方疗月闭（指闭经。编者注）四物汤加人参、五灵脂，是畏而不畏也。痰在胸膈，以人参、藜芦同用而取涌越，是激其怒性也。是皆精微妙奥，非达权者不能知。少用则壅滞，多用则宣通。(《本草通玄·卷上·草部·人参》)

人参，味甘，性微温。无毒。入肺经。补气活血，止渴生津。肺寒可服，肺热伤肺。去芦用。茯苓为使，恶卤咸，反藜芦。

按：参之用，脏腑均补，何功之宏也。盖人生以气为枢，而肺主气，经所谓相傅之官，治节出焉。参能补气，故宜入肺，肺得其补，则治节咸宜，气行而血因以活矣。古方用以解散，亦血行风自灭之意也。至于津液藏于膀胱，实上连于肺，故有生津液之功，肺寒者气虚血滞，故曰可服；肺热者火炎气逆，血脉激行，参主上升，且能浚血，故肺受伤也。性本疏通，人多泥其作饱，不知少服则壅，多到反宣通矣。

雷公云：凡使，要肥大，块如鸡腿，并似人形者，采得阴干，去四边芦头并黑者，锉入药中。夏中少使，发心疝之患也。(《雷公炮制药性解·卷之二·草部上·人参》)

当归

当归，味甘、辛，温，无毒。入心、肝、脾三经。畏菖蒲、海藻、生姜，酒洗去芦。去瘀生新，舒筋润肠。温中止心腹之痛，养营疗肢节之疼。外科排脓止痛，女科沥血崩中。

心主血，脾统血，肝藏血，归为血药，故入三经，而主治如上。《本经》首言主咳逆上气，辛散之勋也。头止血，尾破血，身补血，全和血，能引诸血各归其所当归之经，故名当归。气血昏乱，服之即定。

按：当归善滑肠，泄泻者禁用；入吐血剂中，须醋炒之。(《医宗必读·卷之三·本草征要上·草部·当归》)

当归，味甘辛，性温。无毒。入心、脾、胃、三焦经。恶䕡茹、湿面，畏菖蒲、海藻、生姜。白而肥大坚实者佳。酒洗，去芦用。
去瘀生新，舒筋润肠，温中止心腹之痛，养营疗肢节之疼。治痢排
脓，生肌止痛，调经祛风，理崩带淋沥。

按：当归为血分要药，辛温而散，血中气药也。头止血而上
行，梢破血而下流，身养血而中守，全活血而不走。气血昏乱，服
之而定，能领诸血，各归其所当归之经，故名当归。若入吐、衄、
崩下药中，须醋炒过。少少用之，多能动血耳。泄泻家禁与。(《删
补颐生微论·卷之三·药性论第二十一·草部·当归》)

甘辛微温，入心、肝、脾三经。主一切风、一切气、一切血，
温中，止头目心腹诸痛，破恶血，养新血，润肠胃，养筋骨，泽皮
肤，理痈疽，排脓止痛生肌。好古云：心生血，脾裹血，肝藏血，
故入三经。头止血而上行，梢破血而下行，身养血而中守，全活血
而不走。气血昏乱，服之而定。能领诸血各归其所当之经，故名当
归。脾胃泻者，忌之。去芦，酒洗微焙。(《本草通玄·卷上·草
部·当归》)

当归，味甘辛，性温无毒，入心、肝、肺三经。头，止血而上
行；身，养血而中守；梢，破血而下流；全，活血而不走。气血昏
乱，服之而定，各归所当归，故名。酒浸用。恶䕡茹，畏菖蒲、海
藻、牡蒙。

按：归，血药也，心主血，肝藏血，脾裹血，故均入焉。用分
为四，亦亲上亲下之道也。雷公云一齐用不如不使，服亦无效。未
可尽信。性泥滞，风邪初旺及气郁者，宜少用之。

雷公云：凡使，先去尘并头尖硬处一分已来，酒浸一宿。若要
破血，即使尾；若要止痛止血，即用头硬实处；若养血，即用中
身。若全用，不如不使，服食无效。单使妙也。(《雷公炮制药性
解·卷之二·草部上·当归》)

生地黄

生地黄，味甘，寒，无毒，入心、肝、脾、肾四经。恶贝母，
忌铜、铁、葱、蒜、萝卜、诸血。产怀庆，黑而肥实者佳。凉血补

阴，去瘀生新。养筋骨，益气力，理胎产，主劳伤，通二便，消宿食。心病而掌中热痛，脾病而痿蹶贪眠。(《医宗必读·卷之三·本草征要上·草部·生地黄》)

地黄，味甘，性寒。无毒。入心、肝、脾、肾四经。当归为使，恶贝母，畏芜荑、葱、蒜、萝卜。忌铜铁器。产怀庆，每只重五六钱者佳。砂锅柳甑，衬以荷叶，将地黄酒润，用缩砂末拌蒸，盖覆极密蒸半日，取起曝干。如前又蒸又晒，九次为度。令中心透黑，即成熟地矣。

生者，凉血补阴，去瘀生新，养筋骨，益气力，理胎产，主劳伤，通二便，消宿食，心病而掌中热痛，脾病而痿蹶贪眠。

愚按：地黄为补肾要药，养阴上品。六味丸以之为首，天一所生之本也。四物以之为君，乙癸同源之义也。九蒸九晒方熟，每见世人一煮透，便以为熟地，误矣。禀北纯阴之性而生，非太阳与烈火交炼，则不熟也。所以固本膏，虽经日煎熬，必生熟各半用之。即此可以知地黄非一煮便熟者矣。以姜酒拌炒，生者不妨胃，熟者不滞膈。若痰凝气郁，食少泻多者，不可用也。(《删补颐生微论·卷之三·药性论第二十一·草部·地黄》)

甘寒，入心、肾两经。滋肾水，养真阴，填骨髓，长肌肉，利耳目，破恶血，理折伤。解烦热，除脾伤痿倦，去胃中宿食。清掌中热痛，润皮肤索泽，疗吐血、衄血、尿血、便血，胎前产后崩中带下。(《本草通玄·卷上·草部·生地》)

生地黄，味甘苦，性寒，无毒，入心、肝、脾、肺四经。凉心火之烦热，泻脾土之湿热，止肺经之衄热，除肝木之血热。忌见铁器，当归为使，得麦门冬、酒良，恶贝母，畏芜荑、莱菔及子。

按：生地黄总是凉血之剂，故入四经以清诸热。老人津枯便结，妇人崩漏及产后血攻心者，尤为要药。实脾药中用二三分，使脾家永不受邪。血虚寒者忌之。(《雷公炮制药性解·卷之二·草部上·生地黄》)

熟地黄

熟地黄，性味畏忌俱同生地黄。用砂锅柳甑，衬以荷叶，将生地黄酒润，用缩砂仁粗末拌蒸，盖覆极密，文武火蒸半日，取起晒极干，如前又蒸，九次为度，令中心熟透，纯黑乃佳。滋肾水，封填骨髓，利血脉，补益真阴。久病余胫股酸痛，新产后脐腹急疼。

地黄合地之坚凝，得土之正色，为补肾要药，益阴上品。禀仲冬之气，故凉血有功，阴血赖养。新者生则瘀者去，血受补则筋受荣，肾得之而骨强力壮矣。胎产劳伤，皆血之愆，血得其养，证因以瘥。肾开窍于二阴，况血主濡之，二便所以利也。湿热盛则食不消，地黄去湿热以安脾胃，宿滞乃化。掌中应心，主痿躄，乃脾热奉君主而清其仓廪，两证可瘳矣。熟者稍温，其功更溥。六味丸以之为首，天一所生之本也；四物汤以之为君，乙癸同源之义也。久病阴伤，新产血败，在所亟需。

按：生地黄性寒而润，胃虚食少，脾虚泻多，均在禁例。熟者性滞，若痰多气郁之人，能窒碍胸膈，当斟酌用之。姜酒拌炒，生者不妨胃，熟者不泥膈。（《医宗必读·卷之三·本草征要上·草部·熟地黄》）

熟地黄，熟者，滋肾水，封填骨髓，利血脉，补益真阴。久病余胫股酸痛，新产后脐腹作疼。（《删补颐生微论·卷之三·药性论第二十一·草部·地黄》）

甘温。功用尤弘，劳伤胎产家，推为上剂。脉洪实者，宜于生地；脉虚软者，宜于熟地。六味丸以之为首，天一所生之源也；四物汤以之为君，乙癸同归之治也。生地性寒，胃虚者恐其妨食，宜醇酒炒之以制其寒。熟地性滞，痰多者，恐其泥膈，宜姜汁炒之，以制其滞。更须佐以砂仁、沉香二味，皆纳气归肾，又能疏地黄之滞，此用药之权衡也。拣肥大沉水者，好酒同砂仁末拌匀，入柳木甑于瓦锅内，蒸极透，晒干，九次为度。地黄，禀北方纯阴之性，非太阳与烈火交相为制则不熟也。市中惟用酒者，不知其不熟也，向使一煮便熟，何固本膏用生、熟地各半耶？忌铜铁器，否则令人肾消，发白。（《本草通玄·卷上·草部·熟地》）

熟地黄，味甘苦，性温，无毒，入心、肝、肾三经。活血气，封填骨髓，滋肾水，补益真阴，伤寒后胫股最痛，新产后脐腹难禁，利耳目，乌须发，治五劳七伤，能安魂定魄。使、忌、畏、恶俱同生地，性尤泥滞。姜、酒浸用。

按：熟地黄为补血上剂，而心与肝脏藏血生血者也，故能入焉。其色黑，其性沉阴重浊。经曰：浊中浊者，坚强骨髓。肾主骨，故入之。精血既足，则胫股脐腹之症自愈，耳目须发，必受其益。而劳伤惊悸，并可瘥矣。

雷公云：采得生地黄，去白皮，瓷锅上柳木甑蒸之，摊令气歇，拌酒，再蒸，又出令干。勿令犯铜铁，令人肾消并发白，男损荣、女损卫也。（《雷公炮制药性解·卷之二·草部上·熟地黄》）

白术

白术，味苦，甘，温，无毒，入脾、胃二经。防风为使。忌桃、李、青鱼。产于潜者佳。米泔水浸半日，土蒸切片，蜜水拌匀，炒令褐色。健脾进食，消谷补中，化胃经痰水，理心下急满，利腰脐血结，祛周身湿痹，君枳实以消痞，佐黄芩以安胎。

白术甘温，得土之冲气，补脾胃之神圣也。脾胃健于转输，新谷善进，宿谷善消，土旺自能胜湿，痰水易化，急满易解。腰脐间血，周身之痹，皆湿停为害，湿去则安矣。消痞者，强脾胃之力；安胎者，化湿热之功。

按：《白术赞》云：味重金浆，芳逾玉液，百邪外御，六腑内充。察草木之胜速益于己者，并不及术之多功也。但阴虚燥渴，便闭滞下，肝肾有筑筑动气者勿服。（《医宗必读·卷之三·本草征要上·草部·白术》）

白术，味甘苦，性温。无毒。入脾、胃二经。防风为使，忌桃、李、雀肉、青鱼、菘菜。产于潜者佳。米柑浸半日，去皮切片，曝干，蜜水拌炒至褐色用。健脾补胃，消谷进食，化胃家痰水。理心下急满，利腰脐间血结，祛周身湿痹。君枳实而消痞，佐黄芩以安胎。

愚按：白术甘温，得土之冲气，补脾胃之第一品也。术赞云：味重金浆，芳逾玉液，百邪外御，六腑内充，察草木之胜，速益于己者，并不及术之多功也。俗医往往嫌其滞，一坐未读本草，一坐炮制未精耳。但脐间有动气，筑筑者禁之。（《删补颐生微论·卷之三·药性论第二十一·草部·白术》）

味甘性温，得中宫冲和之气，故补脾胃之药，更无出其右者。土旺则能健运，故不能食者、食停滞者、有痞积者，皆用之也。土旺则能胜湿，故患痰饮者、肿满者、湿痹者，皆赖之也。土旺则清气善升而精微上奉，浊气善降而糟粕下输，故吐泻者不可缺也。《别录》以为利腰脐间血者，因脾胃统摄一身之血，而腰脐乃其分野，以借其养正之功，而瘀血不敢稽留矣。张元素谓其生津止渴者，湿去而气得周流，而津液生矣；谓其消痰者，脾无湿则痰自不生也；安胎者，除胃热也。米泔浸之，借谷气以和脾也；壁土蒸之，窃土气以助脾也。嫌其燥，以蜜水炒之；嫌其滞，以姜汁炒之。（《本草通玄·卷上·草部·白术》）

白术，味苦甘，性温，无毒，入脾经。除湿利水道，进食强脾胃。佐黄芩以安胎，君枳实而消痞，止泄泻，定呕吐，有汗则止，无汗则发。土炒用。防风、地榆为使，忌桃、李、雀肉、青鱼、菘菜。

按：白术甘而除湿，所以为脾家要药。胎动痞满吐泻，皆脾弱也，用以助脾，诸疾自去。有汗因脾虚，故能止之；无汗因土不能生金，金受火克，皮毛焦热，既得其补脾，又借其甘温，而汗可发矣。伤寒门有动气者，不宜用之。（《雷公炮制药性解·卷之二·草部上·白术》）

茯苓

茯苓，味甘、淡，平，无毒。入心、肾、脾、胃、小肠五经。马蔺为使，畏牡蛎、地榆、秦艽、龟甲，忌醋。产云南，色白而坚实者佳，去皮膜用。益脾胃而利小便，水湿都消；止呕吐而定泄泻，气机咸利。下行伐肾，水泛之痰随降；中守镇心，忧惊之气难侵。保肺定咳喘，安胎止消渴。

茯苓假松之余气而成，无中生有，得坤厚之精，为脾家要药。《素问》曰：饮入于胃，游溢精气，上输于肺，通调水道，下输膀胱。则利水之药，皆上行而后下降也。故洁古谓其上升，东垣谓其下降，各不相背也。

按：小便多，其源亦异。《素问》云：肺气盛则便数，虚则小便遗，心虚则少气遗溺，下焦虚则遗溺，胞络遗热于膀胱则遗溺，膀胱不约为遗，厥阴病则遗溺。所谓肺气盛者，实热也，宜茯苓以渗其热，故曰小便多者能止也。若肺虚、心虚、胞络热、厥阴病，皆虚热也，必上热下寒，法当升阳。膀胱不约，下焦虚者，乃火投于水，水泉不藏，必肢冷脉迟，法当用温热之药，皆非茯苓可治，故曰阴虚者不宜用也。（《医宗必读·卷之四·本草征要下·木部·茯苓》）

白茯苓，味甘淡，性平。无毒。入心、脾、肺、肾、小肠五经。马蔺为使，畏牡蒙、地榆、秦艽、龟甲。忌醋。产云南、皮薄色白而坚重者佳。去皮膜，乳制用。补胃利小便，消痰去湿，止呕吐泄泻，安神定惊，保肺定咳，止渴安胎。抱根者为茯神，主用相仿，职专安神。赤色者，利水之外无他长。

按：茯苓假土之精气，松之余气而成。无中生有，得坤厚之精，为脾家要药。《素问》曰：饮入于胃，游溢精气，上输于肺，通调水道，下输膀胱，则利水之药，皆上行而后下降也。洁古谓其上升，东垣谓其下降，各不相背也。小便频多，其源亦异。经云：肺气盛则便数，虚则小便遗。心虚则少气遗溺。下焦虚则遗溺。包络遗热于膀胱，则遗溺。膀胱不约为遗。厥阴病则遗溺。所谓肺气盛者，实热也，宜茯苓以渗其热，故曰小便多者能止也。若肺虚、心虚、包络热、厥阴病，皆虚火也，必上热下寒，法当升阳。膀胱不约，下焦虚者，乃火投于水，水泉不藏，必肢冷脉迟，当用温热，皆非茯苓可治，故曰阴虚者不宜用也。按：茯神抱根而生有依守之义，故魂不守舍者，用以安之。按：赤者入丙丁，但主导赤而已。（《删补颐生微论·卷之三·药性论第二十一·木部·白茯苓》）

甘淡而平，入手足太阴、足太阳。补中开胃，利水化痰，安神定悸，生津止泻，止呕逆，除虚热。赤者专主利小便，祛湿热而已。茯苓借松之余气而成，得土气最全，故作中宫上药。《本草》言其利小便，伐肾邪。东垣乃言小便多者得止，涩者通利。丹溪又言阴虚者不宜用，义似相反，何哉？茯苓淡渗上行，生津液，开腠理，滋水之上源而下降，则利小便。洁古谓其属阳浮而升，言其性也。东垣谓其阳中之阴降而下，言其功也。经云：饮食入胃，游溢精气，上输于肺，通调水道，下输膀胱。则知淡渗之药，俱先上升而后下降也。小便多，其源亦异。经云：肺气盛侧小便数，虚则小便遗。心虚则少气遗溺。下焦虚则遗溺。胞移热于膀胱则遗溺。膀胱不利为癃，不约为遗溺。厥阴病则遗溺。所谓肺盛者，实热也，必气壮脉强。宜茯苓以渗其热，故曰小便多者能止也。若肺虚、心虚、胞热、厥阴病者，皆虚热也。必上热下寒，脉虚而弱。法当用升阳之药，升水降火。膀胱不约，下焦虚者，乃火投于水，水泉不藏。脱阳之证，必肢冷脉迟。法当用温热之药，峻补其下。二证皆非茯苓辈淡渗之药所能治，故曰阴虚者不宜用也。（《本草通玄·卷下·寓木部·赤茯苓》）

白茯苓，味淡微甘，性平，无毒，入肺、脾、小肠三经。主补脾气，利小便，止烦渴，定惊悸，久服延年。去皮心研细，入水中搅之，浮者是其筋也，宜去之，误服损目。赤者专主利水。抱根而生者名茯神，主补心安神，除惊悸，治健忘。马蔺为使，恶白蔹，畏牡蒙、地榆、雄黄、秦艽、龟甲，忌醋及酸物。

按：茯苓色白，是西方肺金之象也；味淡，是太阳渗利之品也；微甘，是中央脾土之味也，故均入之。夫脾最恶湿，而小便利则湿自除，所以补脾。既能渗泄燥脾，似不能生津已，洁古何为称其止渴？良由色白属金，能培肺部，肺金得补，则自能生水，且经曰膀胱者，州都之官，津液藏焉，气化则能出焉。诚以其上连于肺，得肺气以化之，津液从之出耳。《药性》所谓白者入壬癸，亦此意也。而渴有不止者乎？至于惊悸者，心经之症也，而心与小肠相为表里，既泻小肠，而心火亦为之清矣，故能定之。丹溪曰阴虚未为相宜，盖虑其渗泄尔，然味尚甘，甘主缓，亦无大害，非若猪苓一于淡泄而大伤阴分也。《药性》云小便多而能止，大便结而能通，与本功相反，未可轻信。《广志》云茯神松脂所作，胜茯苓；《衍义》曰气盛者泄于外，不抱本根，结为茯苓，有津气而不甚盛，不离其本，结为茯神。考兹两书，各相违悖，然《仙经》服食，多需茯苓，而茯神不与焉。两说之是非，于是乎辨。

按：赤者属丙丁，专入膀胱泻火，故利水之外无他长。（《雷公炮制药性解·卷之五·木部·茯苓》）

黄芪

黄芪，味甘，微温，无毒，入肺、脾二经。茯苓为使，恶龟甲、白鲜皮。嫩绿色者佳，蜜炙透。补肺气而实皮毛，敛汗托疮，解渴定喘；益胃气而去肤热，止泻生肌，补虚治痨。风癞急需，痘疡莫缺。

种种功勋，皆是补脾实肺之力。能理风癞者，经谓：邪之所凑，其气必虚。气充于外，邪无所容耳。

按：黄芪实表，有表邪者勿用；助气，气实者勿用。多怒则肝气不和，亦禁用也。（《医宗必读·卷之三·本草征要上·草部·黄芪》）

黄芪，味甘，性微温。无毒。入肺、脾二经。茯苓为使，恶龟甲、白鲜皮。性软嫩，色绿而润者佳。蜜炙用。补肺气而实皮毛，敛汗托疮，解渴定喘，益胃气而去肤热，止泻生肌，补虚治劳。理大疯癞疾，治带下崩淋。

按：黄芪为补表要药。肺主皮毛，脾主肌肉。故入此二经。黄芪得防风，其功愈大，为其助达表分。表有邪气方实者，勿用。（《删补颐生微论·卷之三·药性论第二十一·草部·黄芪》）

甘而微温，气薄味厚。入肺而固表虚之汗，充肤入腠；入脾而托已溃之疮，收口生肌；逐五脏恶血，去皮肤虚热。原其功能，惟主益气。甄权谓其补肾，气为水母也。《日华》谓其止崩带，气旺则无下陷之忧也。《灵枢》曰：卫气者，所以温分肉而充皮肤，肥腠理而开阖。黄芪补卫气，与人参、甘草三味，为除热之圣药。脾胃一虚，肺气先绝，必用黄芪益卫气而补三焦。丹溪云：肥白而多汗者宜与黄芪。若黑瘦而形实者，服之则多胸满，宜以三拗汤泻之。黄芪同陈皮、白蜜能通虚人肠闭，补脾肺之功也。防风能制黄芪，黄芪得防风其功愈大，乃相畏而相使也。古人制黄芪多用蜜炙，予易以酒炙，即助其走表，又行滞性。若补肾及崩带淋浊药中，皆须咸水拌炒。（《本草通玄·卷上·草部·黄芪》）

黄芪，味甘，性微温，无毒，入肺、脾二经。内托已溃疮疡，生肌收口；外固表虚盗汗，腠理充盈。恶龟甲、白鲜皮。

按：黄芪之用，专能补表，肺主皮毛，脾主肌肉，故均入之。已溃疮疡及盗汗，皆表虚也，故咸用之。里虚者忌服，恐升气于表，愈致其虚，表邪者忌服，恐益其邪也。惟表虚邪凑不发汗者，可酌用之。生者亦能泻火。

雷公云：凡使，勿用木耆草，真相似，只是生时叶短并根横。先须去头上皱皮了，蒸半日出，后用手擘令细，于槐砧上锉用。

熊氏曰：黄芪动三焦之火。（《雷公炮制药性解·卷之二·草部上·黄芪》）

白芍药

白芍药，味苦、酸，微寒，无毒，入肺、脾、肝三经。恶石斛、芒硝，畏鳖甲、小蓟及藜芦。煨熟酒焙。敛肺而主胀逆喘咳，腠理不固；安脾而主中满腹痛，泻痢不和；制肝而主血热目疾，胁下作疼。

赤者专行恶血，兼利小肠。

收敛下降，适合秋金，故气宁而汗止。专入脾经血分，能泻肝家火邪，故功能颇多。一言以敝之，敛气凉血而已矣。

按：芍药之性，未若芩、连之苦寒，而寇氏云：减芍药以避中寒。丹溪云：产后勿用芍药，恐酸寒伐生生之气。嗟乎！药之寒者，行杀伐之气，违生长之机，虽微寒如芍药，古人犹谆谆告戒，况大苦大寒之药，其可肆用而莫之忌耶？（《医宗必读·卷之三·本草征要上·草部·白芍药》）

白芍药，味酸苦，微寒。有小毒。入肝经。雷丸为使，恶石斛、芒硝，畏鳖甲、小蓟，反藜芦。大而色白者佳。醇酒浸半日，煨透，切片，微炒。制肝而主血热目疾，胁下作疼；安脾而主中满腹痛，泻痢不和；敛肺主胀逆喘咳，腠理不固。

按：芍药收敛下降，行秋金之令，犹未若芩连之寒，而寇氏云：减芍药以避中寒。丹溪云：新产后勿用芍药，恐酸寒伐生生之气。盖以药之寒者，行杀伐之气，违生长之机，虽微寒如芍药，古人犹谆谆告戒，况大苦大寒之药，其可肆用而莫之忌耶？（《删补颐生微论·卷之三·药性论第二十一·草部·白芍药》）

味酸微寒，为脾肺行经药，入肝脾血分。泻肝安神，收胃止泻，实腠理，和血脉。痢疾腹痛，脾虚中满，胎产诸疾，退热除烦，明目，敛疮口。东垣曰：芍药酸涩，何以言利小便？盖能益阴滋湿而停津液，故小便自行，非通利也。按芍药微寒，未若芩、连、栀、柏之甚也？而寇氏云：减芍药以避中寒。丹溪云：新产后勿用芍药，恐酸寒以伐生生之气。嗟夫！药之寒者，行杀伐之气，违生长之机，虽微寒如芍药，犹且谆谆告戒，况大苦大寒之剂，其可肆行而莫之忌耶？避其寒，用酒炒；入血药，用醋炒。（《本草通玄·卷上·草部·白芍》）

白芍药，味酸苦，性微寒，有小毒，入肝经。主怒气伤肝、胸腹中积聚、腰脐间瘀血、腹痛下痢、目疾崩漏，调经安胎。雷丸、乌药、没药为使，恶石斛、芒硝，畏硝石、鳖甲、小蓟，反藜芦。

按：白芍酸走肝，故能泻木中之火。因怒受伤之症，得之皆愈。积聚腹痛，虽脾之病，然往往亢而承制，土极似木之象也。经曰：治病必求于本。今治之以肝，正其本也。目疾与妇人诸证，皆血之病，得之以伐肝邪，则血自生而病自已，故四物汤用之，亦以妇人多气也。今竟称其补血之效而忘其用，可耶？新产后宜酌用之，恐酸寒伐生生之气也。血虚者煨用，痛痢者炒用。

雷公云：凡采得后，于日中晒干，以竹刀刮上粗皮并头土了，锉之，将蜜水拌蒸，从巳至未，晒干用之。（《雷公炮制药性解·卷之二·草部上·芍药》）

麦门冬

麦门冬，味甘，微寒，无毒，入心、肺二经。地黄、车前为使，恶款冬花，忌鲫鱼。肥白者佳，去心用。退肺中伏火，止渴益精；清心气惊烦，定血疗咳。

麦门冬禀秋令之微寒，得西方之正色，故清肺多功。心火焦烦，正如盛暑，秋风一至，炎蒸若失矣。心主血，心既清，妄行者息。脾受湿热，则肌肉肿而肠胃满，热去即湿除，肿满者自愈。金不燥则不渴，金水生则益精。

按：麦门冬与天门冬功用相当，寒性稍减，虚寒泄泻，仍宜忌之。(《医宗必读·卷之三·本草征要上·草部·麦门冬》)

麦门冬，味甘，微寒。无毒。为心、肺二经。地黄、车前为使，恶款冬、苦瓠，畏苦参、青襄、木耳、钟乳，忌鲫鱼。肥大者佳。去心用。退肺中伏火，故止嗽止渴。益精美颜，清心气惊烦，故宁心养营，安魂定魄。

按：麦门冬禀秋令之微寒，是以清肺多功。夫心火焦烦正如盛暑，秋风一至，炎蒸若失矣。大约与天门冬功用相仿，但甘味稍多，寒性差减，较胜一筹。然专泄而不专收，火盛气壮者相宜，气弱胃寒者，何可饵也？(《删补颐生微论·卷之三·药性论第二十一·草部·麦门冬》)

甘而微寒，肺经药也。清肺中伏火，定心脏惊烦，理劳瘵骨蒸，止血热妄行。理经枯乳闭，疗肺痿吐脓，润燥干烦渴。麦门冬主用烦多，要不越清肺之功。夏令湿热，人病困倦无力，身重气短，孙真人立生脉散，补天元真气。人参甘温，泻虚火而益元气；麦冬甘寒，润燥金而清水源；五味子之酸温，泻丙丁而补庚金。殊有妙用，然胃寒者不敢饵也。去心用。若入丸剂，汤润捣膏。畏其寒者，好酒浸捣。(《本草通玄·卷上·草部·麦门冬》)

麦门冬，味甘，性平，微寒，无毒，入肺、心二经。退肺中隐伏之火，生肺中不足之金。止消渴，阴得其养；补虚劳，热不能侵。去心用。地黄、车前为使，恶款冬、苦瓠、苦参、青襄，忌卿鱼。肥大者佳。

按：麦门冬阳中微阴，夫阳乃肺药，微阴则去肺中伏火，伏火去，则肺金安而能生水，水盛则能清心而安神矣。故能治血妄行，调经和脉。(《雷公炮制药性解·卷之二·草部上·麦门冬》)

枸杞子

枸杞子，味甘，微温，无毒。入肾、肝二经。补肾而填精，止渴除烦，益肝以养营，强精明目。

精不足者，补之以味，枸杞子是也。能使阴生，则精血自长。肝开窍于目，黑水神光属肾，二脏得补，目自明矣。

按：枸杞能利大、小肠，故泄泻者勿用。(《医宗必读·卷之四·本草征要下·木部·枸杞子》)

枸杞子，味甘，性平。无毒。入肺、肾二经。产甘州，色红润圆细，核少而甘美者良。补精强阴，明目安神，主热消渴，利大小肠。

按：枸杞、地骨均为肾家之剂。热淫于内，泻以甘寒，地骨皮是也；精不足者，补之以味，枸杞子是也。肠滑者禁枸杞子。(《删补颐生微论·卷之三·药性论第二十一·木部·枸杞子》)

味甘气平，肾经药也。补肾益精，水旺则骨强，而消渴目昏、腰疼膝痛无不愈矣。弘景云：离家千里，勿食枸杞。甚言其补精强阴之功也。按枸杞平而不热，有补水制火之能，与地黄同功，而除蒸者未尝用之，惜哉！(《本草通玄·卷下·木部·枸杞子》)

枸杞子，味苦甘，性微寒，无毒，入肝、肾二经。主五内邪热、烦躁消渴、周痹风湿，下胸胁气，除头痛，明眼目，补劳伤，坚筋骨，益精髓，壮心气，强阴益智，去皮肤骨节间风，散疮肿热毒，久服延年。恶乳酪，解曲毒。

按：枸杞子味苦可以坚肾，性寒可以清肝，五内等症，孰不本于二经，宜其治矣。陶隐居云：去家千里，勿食枸杞。此言其补精强肾也，然惟甘州者有其功。至于土产者，味苦，但能利大小肠，清心除热而已。

雷公云：凡使根，掘得后，使东流水浸，以物刷上土，了，然后待干，破去心，用熟甘草汤浸一宿，然后焙干用。其根若似物命形状者上。春食叶，夏食子，秋冬食根并子也。（《雷公炮制药性解·卷之五·木部·枸杞子》）

莲子

莲子，味甘，平，无毒，入心、脾、肾三经。泡去皮、心，炒。心肾交而君相之火邪俱靖，肠胃厚而泻痢之滑均收。频用能涩精，多服令人喜。

莲子，脾家果也，久服益人。石莲子乃九月经霜后坚黑如石，堕水入泥者。今肆中石莲子，其味大苦，产广中树上，不宜入药。（《医宗必读·卷之四·本草征要下·果部·莲子》）

莲子，味甘，性平。无毒。入心、肾二经。补中养神，止泻痢遗精，安靖上下君相火邪，耳目聪明，止赤白浊，崩带。

按：莲花产于泥水，而不染泥水，节节含藏，生生不息。根、须、花、果、叶、节、皮、心，品品皆为良药，盖神物也。禀芬芳之气，合稼穑之味，为脾之果，脾为中黄，所以交媾水火，会合木金者也。土旺则四脏皆安，而莲之功力巨矣。（《删补颐生微论·卷之三·药性论第二十一·果部·莲子》）

甘平。补中，养神清心，固精止泻，除崩带赤白浊，安靖上下君相火邪，使心肾交而成既济之功。（《本草通玄·卷下·果部·莲子》）

莲子，主清心醒脾，补中养神，进饮食，止泻痢，禁泄精，除腰痛，久服耳目聪明。宜去心蒸熟用。

按：多服莲子，令人气滞。（《雷公炮制药性解·卷之一·果部·藕》）

石莲子，味苦，性寒，无毒，入心、胃、膀胱三经。主噤口痢及湿热渗入膀胱为白浊淋沥等症，清心解烦，开胃进食。去壳用。

按：石莲苦寒，宜泻少阴之火，心火既清，则胃与膀胱不能独热矣，故皆入之。此别是一种，非莲子比也。（《雷公炮制药性解·卷之四·草部下·石莲子》）

山药

薯蓣，味甘，平，无毒。入心、脾、肾三经。蒸透用。益气长肌，安肾退热。补脾除泻痢，补肾止遗精。

山药得土之冲气，禀春之和气，故主用如上。比之金玉君子，但性缓，非多用不效。

按：山药与面同食，不能益人。（《医宗必读·卷之三·本草征要上·草部·薯蓣》）

山药，味甘，性平。无毒。入肺、脾、肾三经。喜麦门冬，恶甘遂。色白而腻者佳。饭上蒸透，切片炒黄用。补中益气，长肌强阴，安神退热，止泻固精。

按：山药得土之冲气，禀春之和气，比之金玉君子，无往不宜，但性缓，非多用不效。与面同食，不能益人。（《删补颐生微论·卷之三·药性论第二十一·草部·山药》）

甘平，脾肺药也。补脾肺，益肾阴，养心神，除烦热，止遗泄，固肠胃。生捣，贴肿毒，能消散。山药色白归肺，味甘归脾。其言益肾者，金为水母，金旺则生水也。土为水仇，土安则水不受侮也。炒黄用。（《本草通玄·卷下·菜部·山药》）

山药，味甘，性温，无毒，入脾、肺、肾三经。补阴虚，消肿硬，健脾气，长肌肉，强筋骨，疗干咳，止遗泄，定惊悸，除泻痢。乳制用。紫芝为使，喜门冬，恶甘遂。

按：丹溪曰：山药属土，而有金与水，宜入脾、肺、肾而补虚。经曰：虚之所在，邪必凑之。肿硬之谓也。得补则邪自去、脾自健，于是土盛生金，金盛生水，功效相仍矣。然单食多食，亦能滞气。（《雷公炮制药性解·卷之二·草部上·山药》）

山茱萸

山茱萸，味酸，微温，无毒。入肝、肾二经。蓼实为使，忌桔梗、防风、防己。酒润去核，微火烘干。补肾助阳事，腰膝之疴不必虑也；闭经缩小便，遗泄之证宁足患乎？月事多而可以止，耳鸣响而还其聪。

四时之令，春气暖而生，秋气凉而杀。万物之性，喜温而恶寒，人身精气，亦赖温暖而后充足。况肾肝居至阴之位，非得温暖之气，则孤阴无以生。山茱萸正入二经，气温而主补，味酸而主敛，故精气益而腰膝强也。

按：强阳不痿，小便不利者，不宜用。（《医宗必读·卷之四·本草征要下·木部·山茱萸》）

山茱萸，味酸，微温。无毒。入肝、肾二经。蓼实为使，恶桔梗、防风、防己。色鲜肉厚者佳。酒润去核，隔纸焙干用。补肾助阳事，止腰膝酸疼，闭精缩小便。主月事多、耳鸣响。

按：山茱萸性温而润，故于水木多功。夫四时之令，春生而秋杀，万物之性，喜暖而恶寒。肾肝居至阴之地，非阳和之气，则阴何以生乎？小便不利者勿用。（《删补颐生微论·卷之三·药性论第二十一·木部·山茱萸》）

味酸微温，肝肾之药也。暖腰膝，兴阳道，固精髓，缩便溺，益耳目，壮筋骨，止月水。盖肾气受益，则封藏有度，肝阴得养，则疏泄无虞。味酸本属东方，而功力多在北方者，乙癸同源也。汤润去核，核能滑精，切勿误用。（《本草通玄·卷下·木部·山茱萸》）

山茱萸，味甘酸，微温，无毒，入肝、肾二经。主通邪气，逐风痹，破癥结，通九窍，除鼻塞，疗耳聋，杀三虫，安五脏，壮元阳，固精髓，利小便。去核用。蓼实为使，恶桔梗、防风、防己。

按：山茱萸大补精血，故入少阴厥阴。六味丸用之，取其补肾而不伤于热耳，若舍是而别求热剂，以为淫欲助，犹弃贤良而搜佞幸也，愚乎哉。

雷公云：凡使，勿用雀儿苏，真似山茱萸，只是核八棱，不入药用。使山茱萸，须去内核。每修事，去核了，一斤，取肉皮用，只存成四两已来，缓火熬之方用。能壮元气，秘精。其核能滑精。（《雷公炮制药性解·卷之五·木部·山茱萸》）

肉苁蓉

肉苁蓉，味甘、咸，温。无毒。入肾经。酒洗去甲。益精壮阳事，补伤润大肠。男子血沥遗精，女子阴疼带下。

滋肾补精之首药，但须大至斤许，不腐者佳。温而不热，补而不骤。故有从容之名。别名黑司令，亦多其功力之意云。

按：苁蓉性滑，泄泻及阳易举而精不固者忌之。(《医宗必读·卷之三·本草征要上·草部·肉苁蓉》)

味甘咸，微温，补肾而不峻，故有苁蓉之号。主男子绝阳不兴，女人绝阴不育，益精气，暖腰膝，止遗精遗沥，带下崩中，多服令人大便滑润。坚而不腐者佳。酒洗去用。(《本草通玄·卷上·草部·肉苁蓉》)

肉苁蓉，味甘酸咸，性微温，无毒，入命门经。兴阳道，益精髓，补劳伤，强筋骨，主男子精泄尿血，溺有遗沥，女子癥瘕崩带、宫寒不孕。酒浸一宿，去浮甲，劈破中心，去白膜，蒸半日，酥炙用。润而肥大者佳。

按：苁蓉性温，为浊中之浊，故入命门而补火，惟尺脉弱者宜之，相火旺者忌用。多服令人大便滑。

雷公云：凡使，先须清酒浸一宿，至明，以棕刷刷去沙土、浮甲尽，劈破中心，去白膜一重，如竹丝草样是，此偏隔人心前气不散，令人上气不出。凡使，先用酒浸，并刷净，却蒸，从午至酉出，又用酥炙佳。(《雷公炮制药性解·卷之三·草部中·肉苁蓉》)

酸枣仁

酸枣仁，味酸、平，无毒。入肝、胆二经。恶防己。炒熟。酸收而心守其液，乃固表虚有汗，肝旺而血归其经，用瘳彻夜无眠。

胆怯者，心君易动，惊悸盗汗之所自来也；肝虚者，血不归经，则虚烦不眠之所由来也。枣仁能补肝益胆，则阴得其养，而诸证皆安矣。

按：肝胆二经有实邪热者勿用，以收敛故也。(《医宗必读·卷之四·本草征要下·木部·酸枣仁》)

酸枣仁，味甘，性平。无毒。入心、肝、胆三经。恶防己。炒熟用。主烦心不眠，虚汗烦渴，四肢酸痛，补中益肝，坚筋骨，助阴气。

按：《圣惠方》云：胆虚不眠，寒也，炒枣仁为末，竹叶汤调。盖以肝胆相依，血虚则肝虚胆亦虚，得熟者以旺肝，则木来制土。脾主四肢，又主困倦，故令人睡。《济众方》云：胆实多睡，热也。生研为末，姜茶汤调服。盖枣仁秋成者也，生则全金气而制肝，脾不受侮，而运行不睡矣。滑泻者，不宜多用。（《删补颐生微论·卷之三·药性论第二十一·木部·酸枣仁》）

味酸，性收，故其主疗多在肝胆二经。肝虚则阴伤而烦心不卧，肝藏魂，卧则魂归于肝，肝不能藏魂，故目不得瞑。枣仁酸味归肝，肝得养，故熟寐也。其寒热结气，酸痛湿痹，脐下痛，烦渴虚汗，何一非东方之证，而有不疗者乎？世俗不知其用，误以为心家之药，非其性矣。（《本草通玄·卷下·木部·酸枣仁》）

酸枣仁，味酸，性平，无毒，入心、脾、肝、胆四经。主筋骨酸疼、夜卧不宁、虚汗烦渴，安和五脏，大补心脾。炒熟去皮尖，研用。生者治嗜卧不休。恶防己。

按：枣仁味酸，本入肝经，而心则其所生者也，脾则其所制者也，胆又其相依之腑也，宜并入之。《圣惠方》云胆虚不眠，寒也，炒熟为末，竹叶汤调服，盖以肝胆相为表里，血虚则肝虚，肝虚则胆亦虚，得熟枣仁之酸温，以旺肝气，则木来克土。脾主四肢，又主困倦，所以令人多睡，又《济众方》云胆实多睡，热也，生研为末，姜茶汤调服，亦以枣仁秋成者也，生则得全金气，而能制肝木，肝木有制，则脾不受侮，而运行不睡矣。

雷公云：酸枣仁凡使，采得后，晒干，取叶重拌酸枣仁，蒸半日，了，去尖皮，了，任研用。（《雷公炮制药性解·卷之五·木部·酸枣仁》）